面對失智者的零距離溝通術

認知症の人がスッと落ち着く言葉かけ

〈暢銷修訂版〉

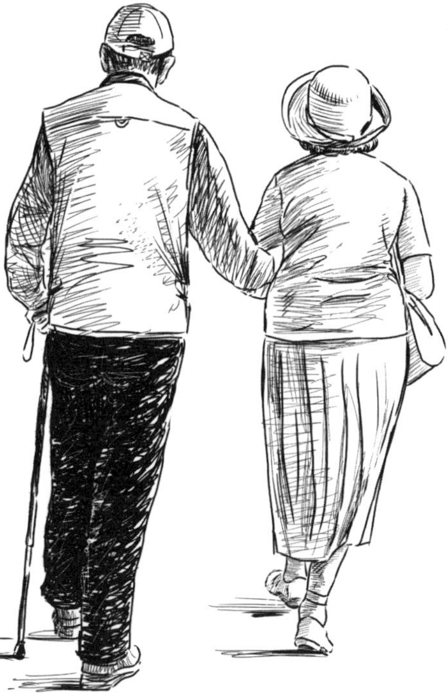

推薦序 1

Living Well With Dementia 與認知症共處

在全球尚未有藥物可治癒認知症時，先進國家的最佳對策是：「與它共處Living Well With Dementia」，提供一友善生活環境，讓認知症患者與家人同住在社區中，此刻，如何與認知症溝通是人人必修的一門課。

高齡化急速發展，每個家庭都可能出現一位、甚至兩位認知症患者，本書正提供認識因逐漸失去認知功能的認知症患者，如何生活在他們的減法世界中，我們如何以同理心去瞭解他們，透過溝通，來支持、鼓勵他們生活自立（Enablement），使他們能持續活出自我、活的有尊嚴。

認知症整合照護專家．長照政策研究者 **伊佳奇**

身為失智症家屬的我，很能將心比心

我父親已經失智19年了，歷經從健忘、焦躁、自己跑出去、幻想、認不得家人到現在腦出血中風臥床，這些過程當然也讓親朋好友對他的關心與日俱增，如果往好處想，爸爸不管遇到什麼事，例如跌倒送醫院縫了幾針，他總是很快就忘了。開個玩笑，有時候還蠻羨慕他的「無憂無慮」，但是相對的，照顧者的辛苦就不一定會引起旁人的擔心和關心了！

有不少人就是因為找不到和失智者相處的要訣而倒下，例如，爸爸曾經在同一天問我八百次今天星期幾？也曾經在10分鐘內問我媽媽（他太太）去哪裡了？（其實已過世好幾年），如果你是用符合事實的正確答案回覆他，就只會造成他的重複創傷和自己的不耐煩，所以陪他「演戲」很重要。很高興這本書可以寫出很多的重點，讓未來失智症越來越多的情形下，能夠懂得相處之道，更衷心期盼能夠早日找到醫治失智症的根本解決之道。最後，也要跟照顧失智症的家人們說聲：「辛苦了！」

節目主持人 **侯昌明**

練習與失智家人玩「伴家家酒」

面對孩子千百個「為什麼？」「為什麼？」，父母即使再怎麼疲累，大多都能忍著煩躁，耐心以對！當父母年邁，記憶力、行動力不如從前，甚至失智。子女常在不耐責罵後，又後悔自責；又忍不住煩躁責罵，又後悔自責……總在這樣的情緒裡反覆，痛苦不堪！

跟大家分享我家的小故事。父親失智後，常常突然關注某件事，不停反覆追問。有一天，他忽然沮喪起來，一直嘟囔著他被騙了！母親問他煩些什麼？他說同事騙了他一個月薪水不說，連車錢都沒留給他，害他走了幾個小時才回到宿舍，云云！

我回家探望雙親，母親拉著我，說她也不清楚那段往事，因為發生在結婚前，但父親已經煩擾了兩天，心情很不好。父親見到我，又開始訴說自己被騙的淒慘。我等他說完，就進房間躲一會兒！然後，拿了六百塊錢交給父親（是的，父親未婚前是民國四十幾年，薪水六百元）。並跟老爸說：那個騙他錢的同事被警察抓到，關起來了，六百塊薪水也追回了。他心滿意足地收下六百元，開心的表示，追回來就好了，還吩咐我跟警察說，放了他同事，別關了！

書中提到「減法」、「善意的謊言」等等的溝通技巧，恰巧和我家與父親相處溝通的方式相近。照顧失智家人，不妨把他們當成「家家酒」的玩伴，像書中所言，仔細觀察、多加練習，或引導、或「誘騙」。只要氣氛融洽，失智家人不喪志憂鬱，照護者不憤懣、自責，就沒有隔閡距離。

全方位藝術表演工作者　**郎祖筠**

推薦序 4

共同進入失智症者的「小劇場」

我們的0800-507272家庭照顧者關懷專線，不時會接到失智症照顧者的來電，一是尚在失智症初期或覺得被照顧者「怪怪的」階段，家人大多還搞不清楚發生什麼事，對被照顧者反常的行為覺得傷腦筋卻又莫可奈何。另一種情況則是失智症已經確診，被照顧者一天到晚出狀況，家人生活變調、疲於奔命，身心都產生極大壓力。曾有家庭照顧者這樣形容，「地獄也差不多是這樣吧」。

因為缺乏有效的藥物與解決對策，討論到失智症照護的書籍，大多讓人覺得沉重。但這本《面對失智者的零距離溝通術》非常不同，除了累積逾兩千個失智症照護個案經驗，從中萃取出失智症者「減法世界」的邏輯，提供許多實用的「照顧話術」，而作者擅長與失智症者「演對手戲」與幽默的性格，也讓這本書很療癒、很陽光，對於家庭照顧者或專業工作者，都有極大助益。

本書鼓勵我們拋開「加法世界」不斷學習累積、說服的思維，進入失智症者不斷遺忘的「減法世界」，練習「鬥智不鬥氣」、「求輸不求贏」，甚至「說謊」都沒關係的溝通話術。例如一位居家服務員為了進入案家打掃，先和強烈拒絕的失智症者閒聊鬆懈心防後，要求入戶「借用廁所」，然後用「打掃以表達感謝」順理成章完成工作。還有過去經營大公司的失智症者不願到日照中心，就用「接您去開會」為理由順利接送。過去擔任公務員的失智症者，利用「簽公文」而停止躁動。

書中一個個故事，呈現失智症者內心的「小劇場」，專業工作者與家屬就像偵探柯南必須抽絲剝繭，透過對失智症者過去生命經驗的研究、理解、洞察與不斷嘗試，找出失智症者行為模式的原因，以及因應的溝通對策與話術，最後還要做好角色扮演，共同演好每一齣戲。

關於家庭照顧者，作者直言不諱「反對辭職回家照顧」，因為在工作時可以忘記照護，跟同事吐苦水，心靈上有餘裕，返家後反而可以對失智症者更溫柔。這跟我們近來倡議「不辭職照顧」、「工作就是喘息」有相同理念。作者也發現家屬將被照顧者「留家裡或送機構」的兩難，他呼籲無論是哪一種照護都一定會有結束的一天，都有其應該「利用設施的考量」，必須從家庭照顧者的身心負荷思考需求。

隨著高齡化，失智症將是更為普遍的疾病，照顧不是一家的事，而是大家的事，家庭、專業機構與社區鄰里必須共同合作。目前除了失智症照護相關團體，本會也提供家庭照顧者電話諮詢、舒壓活動、家屬支持團體與心理協談等服務，「照顧不孤單」，建議家庭善用社會資源，減輕照顧壓力。

中華民國家庭照顧者關懷總會秘書長 **陳景寧**

前言

別讓失智成為你們溝通的困境

我是從一九九三年開始從事照護的工作，當時是在東京都中野區公所的高齡社會福利課，擔任兼職性的失智症專業諮詢人員。二〇〇〇年日本實施照護保險後，我便轉換跑道，來到民間的照護機構任職照護經理人。接著在二〇〇三年，創立專門提供失智症患者日間照護服務的「日間照護中心百合之木中野」（日本高齡照護服務公司）。

之後承接了許多來自我們公司以外的照護工作者、家屬的諮詢，於是就在二〇〇四年，於「日間照護中心」組織下設立了「失智症諮詢中心」。我現在也負責諮詢師的職務，服務的對象不限於設籍在中野區的民眾，對那些照顧失智症患者有疑惑的人伸出援手，就是我的工作。

由於處理過的案件實在太多，甚至多到無法計算出一個正確的數字，不過林林總總加起來一定超過兩千件。這本書正是從為數眾多的案例中誕生，寫了很多平復失智症患者情緒的說話藝術、對應方法，提供大家做為參考。

與失智者對話須運用「減法」概念

我們是生活在「加法世界」中，記憶會根據知識和經驗持續累積。相對地，失智症患者因為生病的緣故，會逐漸忘記知識和經驗，因此是住在「減法世界」裡。

在這個「減法世界」裡，所謂的常識和道理都不管用，必須配合失智症患者選擇適用的詞句，才會比較容易溝通。我把「以減法的概念發展出來的對應方法」，稱之為「減法運算」，而以此方法說出的話語，稱之為「減法話術」。在本書中，我會盡量向大家介紹應用在許多不同狀況下的「減法話術」。

儘管日本照護保險制度的導入已經過了15年，然而為失智症所苦惱的人卻是不減反增。無論是一個人獨自煩惱「好像哪裡有點怪」的銀髮族、負責照顧患者感到疲憊不堪的家屬、站在第一線被患者所做的無法理解的行為搞得團團轉的專業照護人員等等，都不是現在才有的光景。

為生病所苦是自然的，那麼為何這種被耍得團團轉的狀況會一直持續呢？我認為其原因之一是，大家具有「失智症就是會失去智商的疾病、是一種很羞恥的病」這樣的誤解。而大多數人都是在帶有誤解的情況下，去接觸失智症患者，才會產生問題。

雖然這種對失智症的錯誤觀念，已經遭到許多以失智症為主題的相關書籍徹底推翻，但是，我們應該怎麼看待失智症才好呢？現階段還沒有在任何書籍中找到可以馬上應用在照護現場的好解答。

大家本就認為，照護失智症患者「沒有一定的標準答案」、「沒有好的手段」，甚至到現在仍舊這麼認為的人也不在少數。所以在照護現場，只能邊看邊學前輩的做法，充斥了很多「有樣學樣」、「直覺」、「習慣」等靠著不明所以的原因累積而成的應對方式。例如：對著在家裡錯把女兒當「自己母親」的父親、或者明明待在自己家卻嚷著要「回家」的母親，只是反覆勸說「她不是您的母親而是女兒啦」、「這裡不就是您的家嗎」等話。無論是患者本人還是家屬都會因此累積過多壓力，這樣下去真的好嗎？

過去曾經有人把失智症患者比喻為「外星人」。確實，以常人角度來看，從無法溝通、行為舉止很莫名其妙這點來說，這個比喻或許沒錯。此外，儘管很多病症都統稱為「失智症」，不過其症狀可說是千奇百怪，還沒有出現一種對任何人都有效的「特效藥」。

可是，只要我們著眼於每個人的個性，就會比較容易瞭解該如何和那個人打交道。書中介紹的方法，便是能夠幫助各位把「不明確」的應對化為「明確」的技巧。

將過往的「教訓」經驗轉為照護指南

本書為了讓不太瞭解失智症的讀者也能輕鬆理解，內容加入了漫畫和插圖。另外，也收錄很多具體且簡單明瞭的案例。而實際上可以發揮效果的話語，為了方便大家閱讀，特別以粗體字強調。除此之外，雖然介紹的都是真實案例，但考慮到當事人的隱私，皆使用假名代稱，並且依據情形對於患者的年齡等內容有稍做變更。

在書中介紹的方法，具有「無論是在家照護、白天在日間照護機構、入住在照護機構等情況，都可以直接套用」的特徵。因此，為了讓所有相關照護者都能輕鬆閱讀，除了某些特定的情況之外，不會刻意區分家屬與照護工作者，而統一以「照護者」稱之。無論是家屬或是照護工作者，即使立場有所不同，期盼「失智症患者能安穩生活」的心情都是一樣的。在這層意義上，和照護有關係的任何人只要閱讀這本書，一定會派上用場。

雖然我現在已能對他人提供照護指導，但不代表打從一開始我就可以和失智症患者相處得很好。本書所寫的內容，都是失智症患者和他們的家屬所教導我的一切，我想把來自那些「教訓」的收穫，再回饋給社會。希望我從過去至今的經驗，可以對各位在今後的照護上有所幫助，這便是我提筆寫下這樣一本書的初衷。

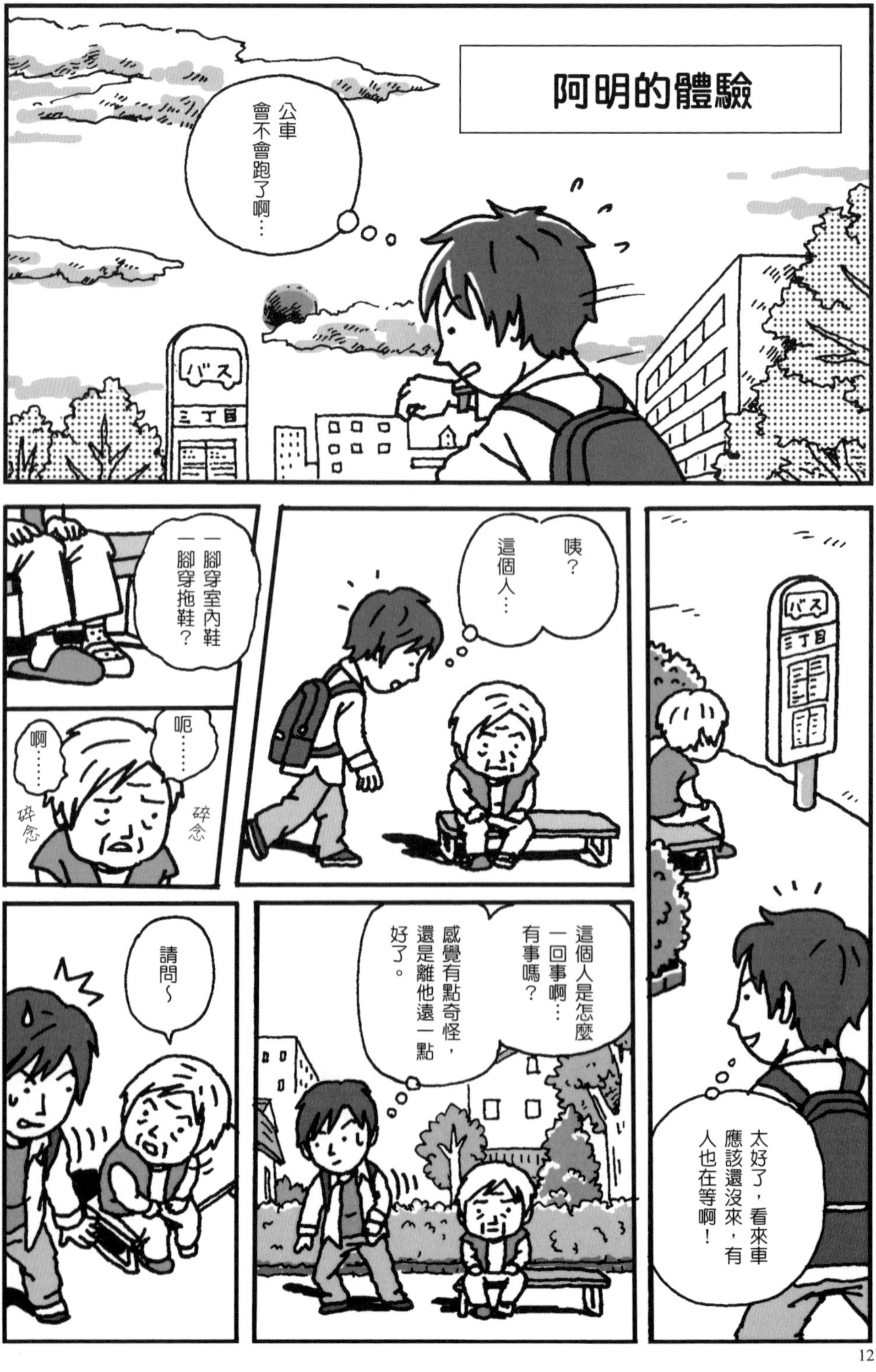
阿明的體驗
公車會不會跑了啊…
太好了，看來車應該還沒來，有人也在等啊！
咦？這個人…
一腳穿室內鞋一腳穿拖鞋？
呃……
啊……
碎念
碎念
這個人是怎麼一回事啊…有事嗎？
感覺有點奇怪，還是離他遠一點好了。
請問～

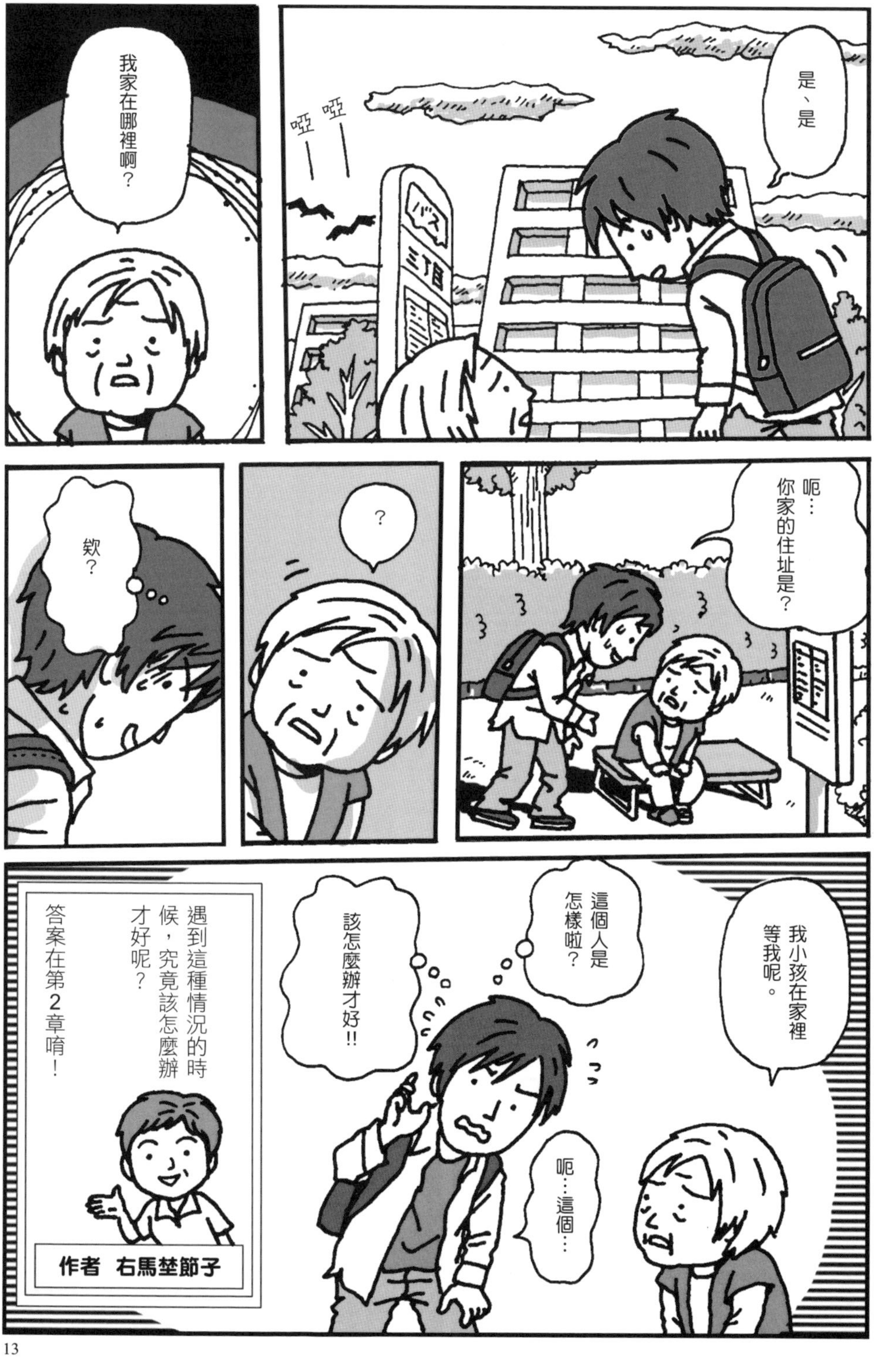
是、是
啞 啞
バス
三丁目
我家在哪裡啊？
呃…你家的住址是？
？
欸？
我小孩在家裡等我呢。
這個人是怎樣啦？
該怎麼辦才好!!
呃…這個…
遇到這種情況的時候，究竟該怎麼辦才好呢？
答案在第2章唷！
作者 右馬埜節子

Content

第3章　成為靈活使用「減法運算」的達人

第4章　應對各種場合的溝通指南

第5章　與失智症的相處之道

第 1 章

失智症患者是活在「減法世界」

根據衛福部的「全國社區失智症流行病學調查」，台灣65歲以上的人，約有35萬人罹患失智症，盛行率約7.99%（二〇二四年）。失智症是怎麼樣的疾病呢？如果不先瞭解這一點，就很難明白該怎麼和失智症患者應對。因此，首先必須要對失智症有基本的認識。

學會正確的醫學知識最好，但對於負責陪伴、照顧失智者的人來說，沒有耗費太多工夫的心力，所以最需要的就是能「立即」使用的知識。所以，醫學相關知識安排於最後一章再做說明，在這一章裡只先告訴各位在照護當下需要用到的知識而已。

以「記憶之壺」來思考人的大腦

所謂的失智症，一言以蔽之就是「會忘記的疾病」。

雖然我們一般人也會忘東忘西，不過失智症的忘記則是因大腦生病所引起。為了讓大家能理解這兩者的差別，我會用「壺」來比喻進行說明。

把人類的大腦想像成是一個壺，記憶會在壺中不斷地累積。我們從出生到死亡，所有學習到的知識和經歷過的體驗都會累積到這個壺裡。而且這是從出生的那一刻起便開始進行的自然機制。

以尚無法用言語表達的小嬰兒為例，當肚子餓或者尿布濕而感到不舒服時，就一定會哭。這是因為他從經驗中學到，藉由「哭」這個動作，可以通知他人前來處理的緣故，因此這個行為會被大腦記住。

關於「記憶」這個機制，即使長大了仍會持續下去。一旦去學校上課後，就會學習讀寫或計算；出社會後，為了工作順利，便會學習技術以及如何與人相處。

也就是說，我們把各式各樣的知識與體驗化為記憶並持續累積。不光是如此，由於可以熟練地使用記憶，我們才得以正常生活，進而磨練自己。換句話說，記憶是我們能形成人格的要素。我將一般人活著的世界稱之為「加法世界」。

失智者的「減法」概念會反映在言行舉止

接著，請試著想像這個「記憶之壺」從壺口開始逐漸壞掉的狀態。壺裡頭的東西（即記憶），會從新的部分開始流失。一旦罹患失智症，就會像這樣逐漸失去記憶。所以，失智症患者可說是活在和加法世界完全相反的「減法世界」。

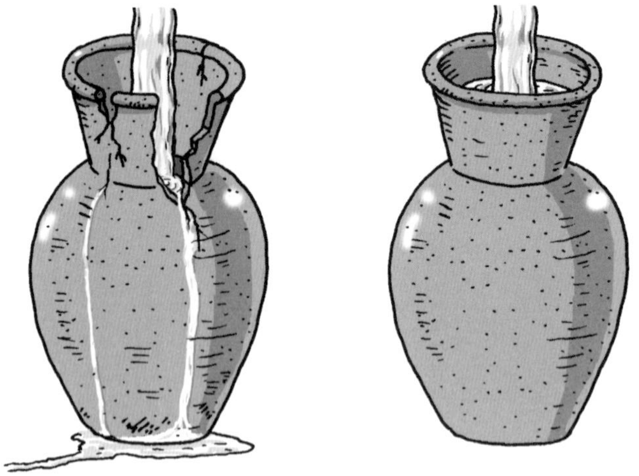

事實上，就連我們一般人存放在記憶之壺裡的記憶，也多多少少會消失一兩個，這是很常見的「忘記」。所幸記憶之壺本身沒有任何異常，而其餘的記憶就算忘記了，只要有線索就會想起來。

譬如說，爬上自家二樓後，有時候會突然忘記目的，腦袋這時會閃過「咦？我上來二樓要做什麼啊？」的念頭，但是當一轉身下樓到一半時，又會「啊！我是要……」想起來自己原先要做的事。

但是，由於失智症患者的記憶之壺已經逐漸損壞，因此他們無法像我們一樣能夠想起原先的目的，一旦忘記了就是忘記了，完全想不起來。就算是5分鐘前才發生的事，他們也可能不記得。例如，我在某次演講中，遇到了一位女性帶著她患有失智症的母親前來，我們閒聊了一會兒以後，那位女性對她母親說：「我們回家吧」，她母親卻很驚訝地反問：「……請問小姐您哪位？」看到這般情景，就連習慣與失智症患者相處的我，也感到相當吃驚。

除此之外，更令人感到不可思議的是，失智症患者儘管不記得最近發生的事，對於30年前，甚至40年前的事卻記得很清楚。這是因為記憶之壺是從最上頭開始壞掉，所以時間愈近的記憶愈容易失去。只要得到失智症，這個人從以前到現在為止的人生經歷便會反映在他的言行舉止上。

以87歲的千壽子女士為例，她過去從事的工作，影響了她現在的行為。某一段期間，她會在自家4坪大的和室裡鋪滿床墊和棉被，並在周圍架設曬衣繩，然後在上頭掛滿衣物。而她本人則是身穿全白的圍裙，坐在棉被的旁邊一動也不動。

棉被的四個角被拉得緊緊的，完全沒有一點皺褶，如果有人想要坐在上頭，就算是可愛的孫子，都會換來千壽子女士的暴怒。

與她同住的家人絲毫不能理解為什麼千壽子女士會有這樣的舉動。她的媳婦詢問其原因，也只得到「這樣一來，隨時都可以躺下」這種不明所以的理由。她的兒子因此覺察到異樣而來找我諮詢。

根據家屬所言，千壽子女士以前是一位護理師。從結果來看，這正是解讀她怪異行為的關鍵。鋪得整齊的床，是醫院的病床；掛在曬衣繩上的衣物，是病房裡的隔間窗簾；千壽子女士穿著白色的圍裙（可能原本打算要穿白色制服），其實是在等待病患。也就是說，她以為自己還在擔任護理師。

並不是每一個患者出現的行為，都會與以往的生活經驗有顯而易見的連結。另外，不見得會以工作相關的方式表現，也有可能是過去痛苦經驗的體現。

然而，失智症患者在生病以前的生活方式、象徵其人生意義的事物等，都會顯現在言行舉止上。即所謂「失智會反映出以前的生活寫照」。也正因為會反映出患者本人的生活方式，失智症的症狀才會因人而異。

如同前面所述，失智症患者的記憶，會隨著時間逐漸消逝。明明是活在現在，必要的新記憶卻記不住；相反地，以前的記憶卻還留著，導致患者停留在過去的那個自己，無法正確地把握「現在的自己」，又或者無法理解自己正在做什麼。總而言之，他們就是活在與加法概念完全相反的「減法世界」之中。

「以為病」、「怠惰病」是失智的徵兆

無論是誰，一旦得到失智症，就會從「加法世界」移動到「減法世界」去，因此會做出一些常人無法理解的行為舉動。82歲的小松先生也是如此。

小松先生過去是在業界表現相當活躍的木材盤商的社長。剛開始是由一人公司做起，到後來累積了許多實際經驗，讓公司成長到30名員工的規模。他不但積極努力地工作，在與同業開會時也時常提出獨特的點子以及有趣的見解，周圍的人都對他敬佩萬分。

然而，自從他從職場退休後，便開始出現各種症狀，也遭醫生診斷為失智症。到了夜晚還會起床對家人說：「要出差啦！」、「電話拿來！」等話語。

該怎麼去瞭解他這樣的行為呢？事實上，小松先生已變得無法正確掌握「現在」的情形，以為自己「還是社長」、「還在工作」。我把這類的症狀稱為「以為病」，這在失智症患者身上很常見。而這種「以為病」會在日常生活的各式各樣場景中出現。

例如，有一位年長者不但指間充滿污垢，身體也發出異味，顯然很久沒有洗澡了。這時候，負責照護的工作人員建議他「要不要去洗個澡呢？」他卻回答：「昨天洗過了。」這表示患者本人「以為自己洗過澡了」。

若是身體長時間沒有清潔，到了有異味產生的地步，一般來說任誰都會覺得不舒服。可是，失智症患者卻不會有這種感覺，因為生病的緣故，造成大腦受損，導致全身的感覺都會變得遲鈍。遺忘再加上感覺出問題，失智症患者會沒有辦法正確地掌握自己周圍的事物。因此，即使出現以下的情形，可能也完全不介意。

- 身上的穿著不協調（像是把衛生褲穿到長褲外、夏天卻穿著大衣等等）。
- 家裡像垃圾場一樣髒亂。
- 放任鬍子或頭髮生長，不修邊幅。
- 連續好幾天都沒卸妝就又再化妝。

以上描述只是部分情形而已，實際上還有各式各樣的情況。總之從旁人的角度看來，患者看似越來越怠惰，因此我把這樣的特徵稱為「怠惰病」。若是以前有潔癖或者做事井井有條的人，卻出現「怠惰病」的時候，身旁的人就應該立刻警覺到他是否罹患了失智症。

失智還會導致「不出門病」、「疑心病」

失智症的徵兆除了怠惰病，原本很外向的人可能開始關在家裡不出門，或是莫名地在意家人的所在位置等，這些也是失智症的警訊。

由於失智症是一種進展緩慢的疾病，所以初期的症狀並不會對日常生活造成什麼影響。

亦即俗稱的「老人痴呆」狀態，有時候可以配合環境正常應對，有時候卻會無法理解發生什麼事，這樣的狀態將一直持續下去。

在這個階段，比任何人都更早察覺到「有點奇怪」的人，事實上就是患者本身。於是，他們會從感到「奇怪」這樣的自覺衍生出不安的情緒，同時也產生出一種「不想讓他人發現自己的奇怪狀態」的想法，於是最後變得不願意出門。

如果是獨居者的話，甚至會把門上鎖、放下窗簾、即便有人拜訪也不應門，演變成足不出戶的情形。我把這樣的情況稱為「不出門病」。

假使是夫妻倆同住，患者不但自己不出門，因為對於獨處感到不安，就連明明知道另一半在家裡，也會不時地尋找。譬如說，丈夫每隔5分鐘就會開始呼喊妻子：「喂～你在哪裡呀？」即便沒有話要說，也會不斷地確認對方的存在。這樣的行為舉止很有可能是失智症，因此有必要特別留意。

另外，失智症患者會莫名地懷疑家人。明明沒有證據，卻說「錢被偷了！」或者丈夫會對將要出門購物的妻子說：「你是要去見男人吧！」等等。

被懷疑的人因為根本沒有那樣做，理所當然地會去否定患者的說法，但是無論說了多少實話，仍然無法化解他的懷疑，這就是「疑心病」。儘管有些人本來的個性就是會疑神疑鬼，不過如果是在一夕之間突然開始產生這樣的行為舉止，或者情況比以往更加嚴重的話，就有必要懷疑他是否罹患了失智症。

面對失智者，與其「說服」不如「信服」

儘管隨著年紀增長，變得越來越頑固的現象並不稀奇，不過失智症患者的情形會更加嚴重，任憑周圍的人怎麼說都不會動搖。一旦決定要「這樣做」，無論向他如何說明，就是聽不進去。

85歲的秋子女士因為很在意腰部退化，所以想要透過運動預防。她會一邊嚷嚷著「復健、復健」，然後快步地走來走去。每當同住一起的家人跟她說：「走慢一點，免得腳痛唷」或者「復健也要適可而止，不然會有反效果」，她卻完全當作耳邊風。

後來有一天早上，她以「去超市」為由出了家門後，一直到了傍晚才終於拖著沉重的腳步回到家。任誰來看擺明就是迷路了才會這麼晚回來，問她：「到底去了哪裡呢？」她卻回答：「哪裡也沒去。」秋子女士因為罹患失智症，連自己有出過門都不記得了。

為此感到憂心的媳婦便吩咐自己的兒子：「如果從學校回來發現奶奶不見的話就要趕快

去找。」當然，也找丈夫一起想辦法。可是，秋子女士仍舊聽不進大家的勸說。就連兒子也對三不五時就外出的她束手無策，後來因為認為反正並不是真的回不了家，甚至還說出：「就讓她去吧，總會回來的。」

秋子女士的情況還算是比較不嚴重的，在眾多案例中像富美女士一樣會造成街坊鄰居困擾的大有人在。富美女士即將邁向85歲，在15年前仍在大型醫院擔任藥劑師一職，儘管60歲時就退休了，後來又二度就業，持續工作到70歲。

然而，在80歲時出現了失智症的症狀。從那一刻起，她每天早上都會進行出門上班的準備。以為自己還在當藥劑師的富美女士，還會拿著患有高血壓的丈夫的藥物處方，一個人自言自語。

有一次丈夫因為不見她的蹤影，便出門找人，發現她竟然到附近的藥局質問店員：「為什麼把我革職了？」她以為自己仍然是藥劑師，並且遭到一家與自己毫無瓜葛的藥局革職。她丈夫費了好大的力氣才把她帶回家，試著說服她：「早在15年前，妳就退休不再當藥劑師了！」、「妳從來沒有在那家藥局工作過不是嗎？」卻一點效果也沒有。

像這樣一旦出現「以為病」的症狀，就絕對不會輕易妥協，他們會堅持自己說的話就是「絕對」。譬如，明明只是忘記錢包放在哪裡，卻擅自認定「被偷了」，即使家人事後幫他找到錢包並交還回去，本人仍會堅持：「一定是聽到我說錢包被偷了，小偷才把它還回來。」但是，失智症患者也有乖乖聽話的可能性，要達到此目的，必須建立在讓患者本人「信服」的前提下。

有一位受腰痛所苦的87歲男性，以前非常享受洗澡，然而卻在開始出現失智症的症狀之後，再也不洗澡了。當家人勸他「洗個澡如何？」不知道是討厭洗澡，還是「以為自己已經洗過了」，他都回答：「昨天洗過了，所以不用再洗。」

於是，他的身體開始飄出異味，即使家人每天都持續勸說：「很髒」、「很臭」、「很丟臉」，他仍舊顧左右而言他。家人也依照專業人員的建議，對他說：「買了對舒緩腰痛很有效的入浴劑唷！要不要試試看？」嘗試鼓勵他去洗澡，依舊沒有效果。結果患者整整兩年都沒有洗澡。

然而，這樣的情況竟在第二年的年尾有了巨大的轉變。當他看到電視上播出的「年末特集」後，只說了一句「啊~今年的污垢得在今年內去除才行」，就自發性地去洗澡了。長達兩年的骯髒生活終於得以圓滿落幕，這一定是因為有什麼東西是他所能「信服」的，才促成他起身行動。就像這個例子一樣，儘管失智症患者有「絕對」的堅持，但只要能夠讓他們「信服」，就能改變他們的行動。

我們與失智症患者是活在不同的世界

造成失智症患者不願意改變自己主張的原因很多，有可能是因本人遺忘所致，也有可能是因生病的緣故，使患者無法正確地進行判斷。又或者是和內心情緒有關，因為感到不安，反而就用堅持己見的強硬態度來掩飾也說不定。

可是，這種頑固程度的根本緣由，是因為患者本人活在「患有失智症的大腦所編織出的世界」裡。也就是說，我們和失智症患者本來就活在不同的世界。

舉例來說，有一位罹患失智症的年長者，10分鐘前才剛吃過飯，卻說自己「還沒吃」。如果對這個人說：「你不是剛剛吃過了嗎？」他也不會「信服」。這是因為他的大腦認為自己還沒吃過，對他來說，「還沒吃」才是「事實」。

再者，以先前介紹過的小松先生的例子來說，他以為自己還擔任著社長一職。從大腦運作正常的我們來看，那是多麼錯誤且奇怪的想法，因此就會急於否定患者的說法，並極力想說服對方「不是那麼一回事」。但即使這麼做，也只會惹當事人生氣罷了，因為小松先生仍舊活在自己是社長的「現實」之中。

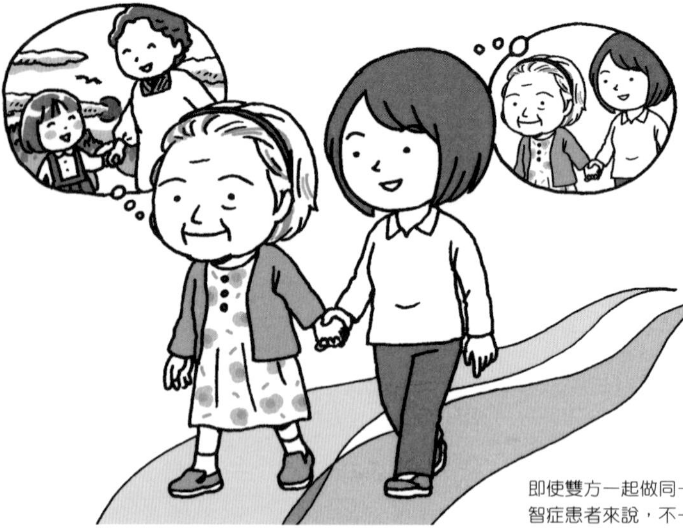

即使雙方一起做同一件事，對失智症患者來說，不一定是以同樣的角度看待。

就像這樣，我們所在的「加法世界」與失智症患者所在的「減法世界」存在著很大的差異。我們認知的常識或邏輯在「減法世界」裡是行不通的，硬是苦苦相逼的話，也只是徒增彼此的壓力罷了。

與其如此，由我們來配合失智症患者構築的「減法世界」，使當事人能夠信服，誘導他們回復安穩的生活，似乎會比較順利。這個「使患者信服的方法」就是「減法運算」，以這種方法為原則說出的話語，稱之為「減法話術」。具體而言該怎麼進行，在後面的章節將會詳細說明。

第 2 章

讓他情緒不失控的「減法話術」

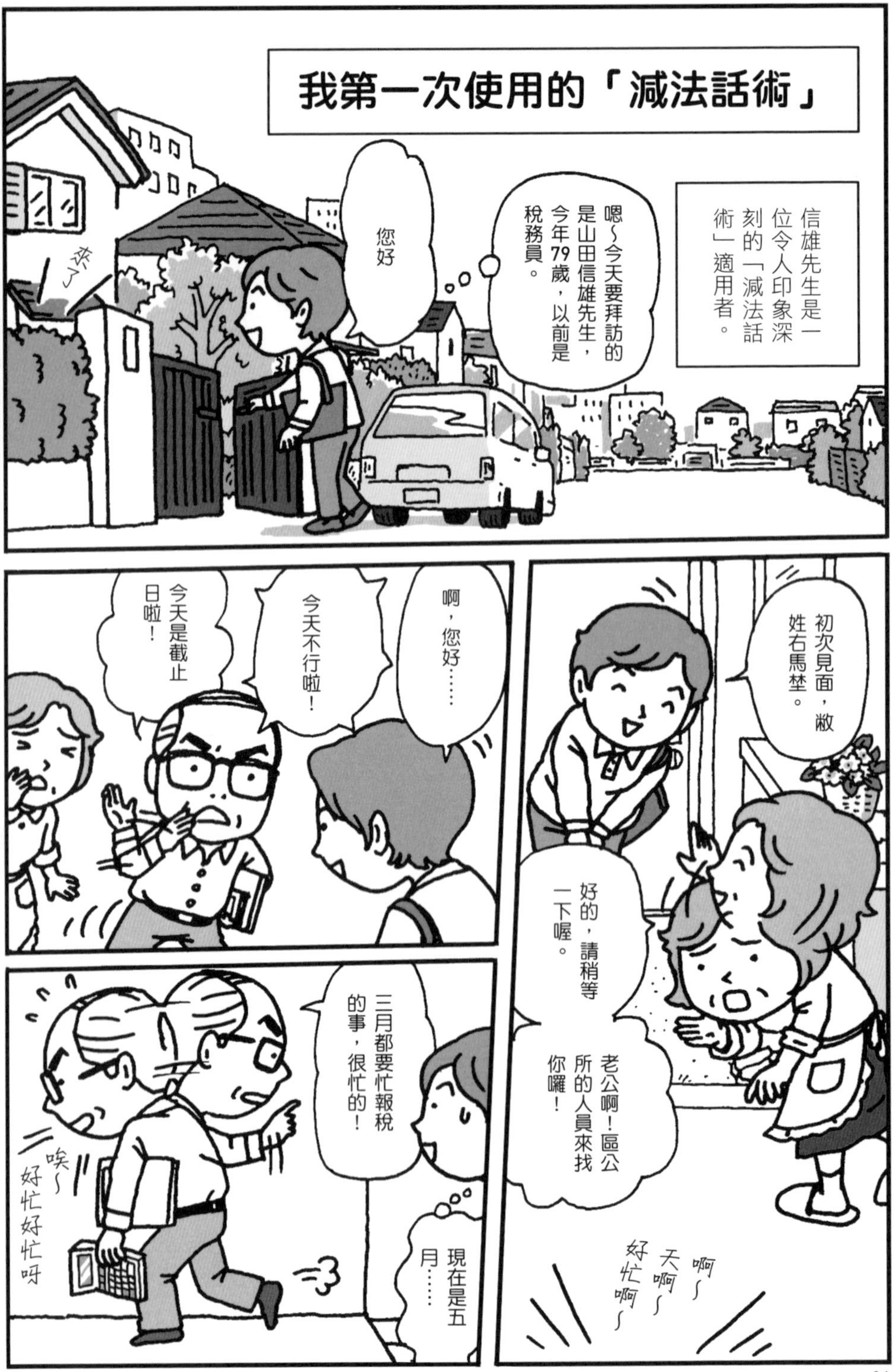
我第一次使用的「減法話術」
信雄先生是一位令人印象深刻的「減法話術」適用者。
嗯~今天要拜訪的是山田信雄先生，今年79歲，以前是稅務員。
您好
來了
初次見面，敝姓右馬埜。
好的，請稍等一下喔。
老公啊！區公所的人員來找你囉！
啊~天啊~好忙啊~
啊，您好……
今天不行啦！
今天是截止日啦！
三月都要忙報稅的事，很忙的！
現在是五月……
唉~好忙好忙呀

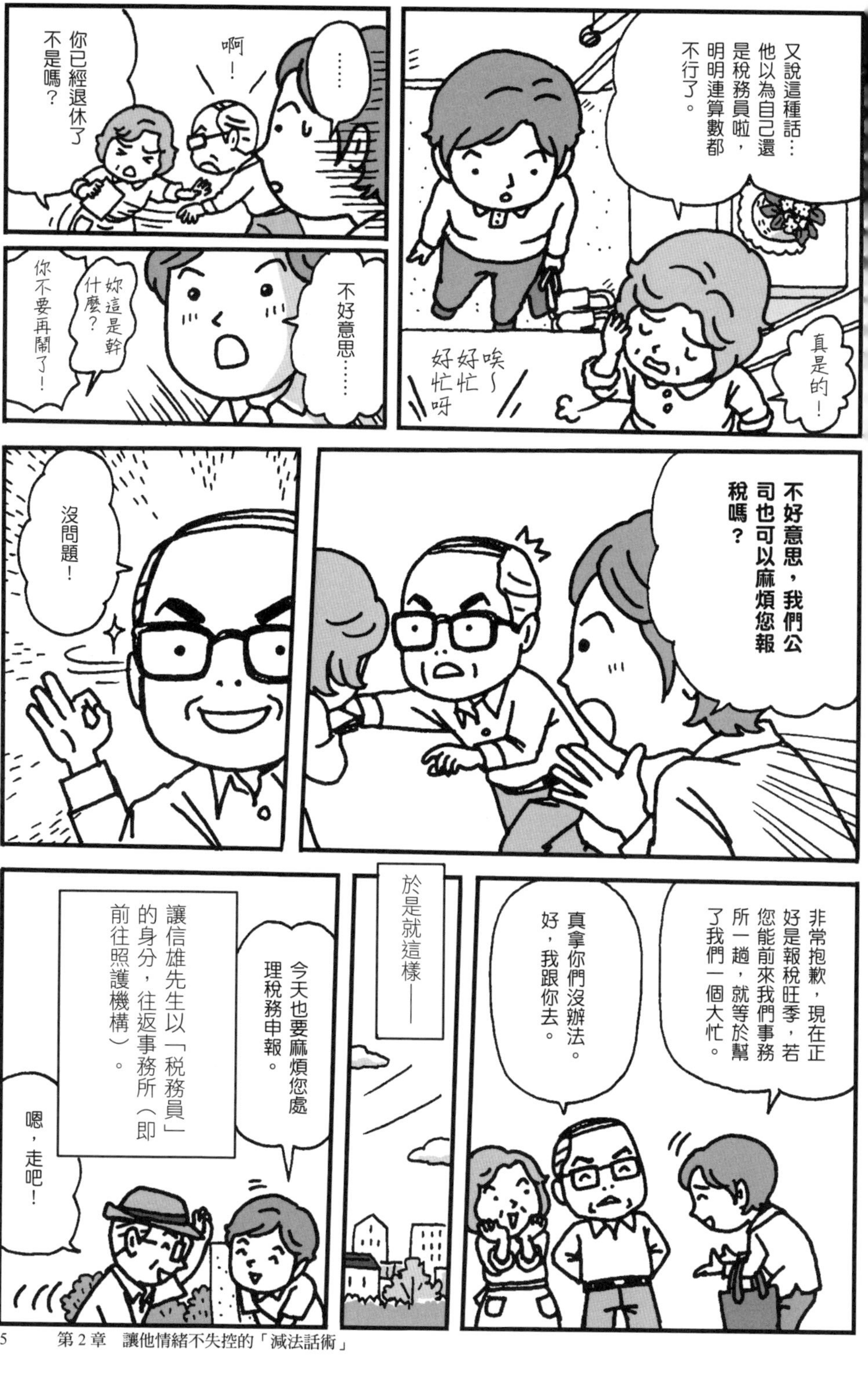
又說這種話…他以為自己還是稅務員啦，明明連算數都不行了。
真是的！
唉～好忙好忙呀
……
啊！
你已經退休了不是嗎？
不好意思……
妳這是幹什麼？
你不要再鬧了！
不好意思，我們公司也可以麻煩您報稅嗎？
沒問題！
非常抱歉，現在正好是報稅旺季，若您能前來我們事務所一趟，就等於幫了我們一個大忙。
真拿你們沒辦法。好，我跟你去。
於是就這樣——
今天也要麻煩您處理稅務申報。
讓信雄先生以「稅務員」的身分，往返事務所（即前往照護機構）。
嗯，走吧！

在前頁的漫畫中，粗體字的對白就是「減法話術」。所謂的「減法話術」簡單來說就是「說謊」。在這個情況下，我配合仍以為自己是現任稅務員且深信今天就是申報截止日的信雄先生，拜託他幫忙在現實中並不存在的申報，藉此帶他到日間照護機構。

連接兩個世界的橋樑

「說謊」聽起來就像是要去欺騙別人，確實是不怎麼好聽，但其實這是和失智症患者拉近距離的最佳方法。

如同前面章節所提到的，失智症患者是活在不同於現實的「減法世界」中，由於已經生病了，所以不可能再把他們拉回我們所在的「加法世界」。因此我們必須試著貼近他們的世界，找出可以溝通的橋樑，這樣的「謊言（＝不同於現實的話語）」正是進入減法世界的最佳途徑。

對於失智症患者來說，把在我們所處世界中對的事物（＝事實）強加在他們身上，也只會讓他們更加混亂而已。當他們開始情緒混亂甚至發怒時，照護者也會在無形之中累積許多壓力，於是長期陷入勞累的負面循環。

那麼該如何斷絕這個惡性循環呢？這個講法可能有點極端，不過比起「說服」患者不要做某些事，還不如就任他去做到感覺「滿足」，反而更能引導到較好的方向。

舉例來說，對於明明就在家中卻老是說要「回家」的人而言，就讓他回家吧。儘管現實上不可能辦到，不過仍可以運用「減法話術」讓他回家。譬如，配合當時的氣候，像是外頭風很強的情況下，就可以這麼說：

「外面風很強，今天就麻煩你先暫住我這裡，明天再送你回去。」

失智症患者聽到這段話，真的就會冷靜下來。再舉一個例子，有一位女性患者，一直到處吵著要找一個月前過世的寵物貓，無論她的兒子、孫子再怎麼告訴她「貓已經過世囉！」、「之前不是還為牠舉辦喪禮了嗎？」等，但她還是嚷嚷著「貓咪不見了」。前來諮詢的是她的媳婦，我便提供了以下建議：請告訴患者**「貓咪正在住院」**。後來患者似乎就接受了這項事實，漸漸不再提貓咪的事。

就像這樣，光是一句話就可以解決這類狀況的話，無論是對患者還是照護者來說，沒有比這更棒的方法了。「減法話術」可以說是「方便的謊言」，如同下一頁的插畫所示，「減法運算」會成為我們居中協調的最佳橋樑。

✕ 以加法運算應對

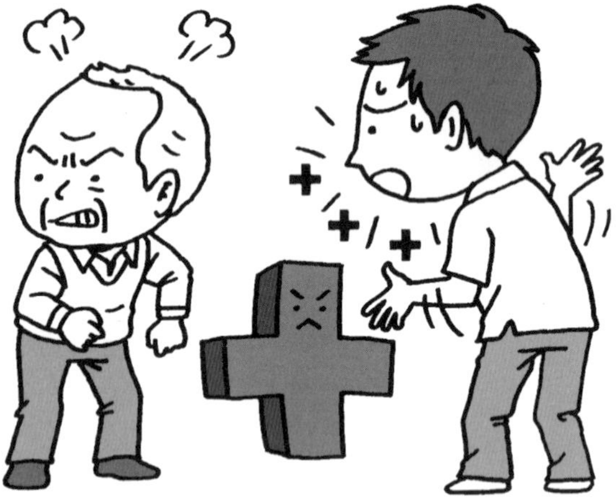

○ 以減法運算應對

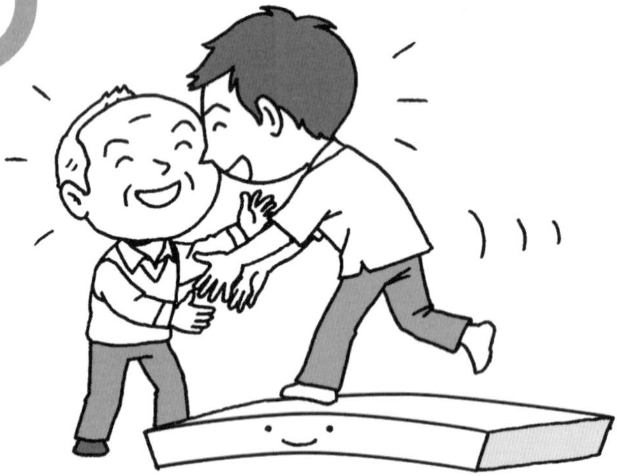

化「遺忘」為利器

不過，如果使用這種方法，會不會看起來只是苟且應付當下而已呢？有些人會擔心，事後謊言被揭穿了怎麼辦？失智症患者會不會因此受傷呢？

希望大家能想起一件事，失智症是一種會「遺忘」的疾病。健康的人一定會留下印象的事物，對失智症患者而言，只要隔一段時間就會忘記。所以，只要是能成功的方法，無論使用幾次都無妨，也不會使對方受傷。

那麼就來介紹政男先生（88歲）的案例吧。他每次來日間照護中心時，都一副很開心的樣子，但每次回到家後就會打電話過來。一般來說，得了失智症就忘記如何操作機械是很普通的現象，光是他還能夠撥打電話這點，就是多麼地不可思議。他每次打來一定會這麼說：「我應該已經提出退出申請了，請不要再到我家來接我。」接到電話的工作人員便會回應：「好的，我們知道了。」於是，他就心滿意足地掛上電話。

到了下一個須前往照護中心的日子，前去迎接政男先生時，他又會說：「我已經提出退出申請了！竟然還來接我，真是傷腦筋。」負責接送的司機也是知情的人，就會裝出一副傷透腦筋的樣子說：

「我也很傷腦筋啊。明明您提出了退出申請，主治醫師卻要我來接您……。可以請您幫幫忙嗎？」

一聽這話，政男先生說：「原來你也很頭疼啊！真是敗給你們了。好吧，我跟你走。」然後在日間照護中心裡又快樂地度過一天。不過回到家後還是會再打電話來說：「我應該已經提出退出申請了……」就這樣日復一日，已經持續了兩年。

其實每次都會重複相同的對話，但政男先生完全忘記司機對他說過的話。兩相對照後便能發現，司機的應對是非常成功的「減法話術」，這正是利用失智症最大的特徵——「遺忘」而採取的致勝方法，只要掌握「時間一過，患者就會忘記」這項要點就行了。

藉由「減法話術」與患者拉近距離

透過上述的實際案例，各位若開始覺得減法話術還頗有道理，我本人會非常開心，除此之外，我更想傳達給各位知道的是，減法話術是一種與患者拉近距離的好方法。接下來，便以我親身負責過的芙佐子女士做舉例。

芙佐子女士（86歲）明明背上什麼東西都沒有，卻老是嚷嚷著：「幫我把背上的孩子卸下來啦！」令家屬覺得毛骨悚然，甚至以為「是不是被惡靈附身」。有一次我藉著「健康檢查」名義前去家庭訪問，當我問她「請問有幾位子女呢？」她回答：「只有一個小孩。」我對於她使用「只有」這個字感到很奇怪，一般而言都會回答「一位」或「兩位」。詢問家屬後，才得知了芙佐子女士辛苦的過去。

芙佐子女士在二戰時期結婚、生子。由於產後恢復不佳，虛弱到無力照顧小孩，便到醫院接受診療，卻遭醫生診斷為「肺結核」。在當時，肺結核是會致死的疾病，因此，她立刻被送到山中的療養機構，住院隔離。而甫出生的兒子便託付給她的親妹妹照顧。

芙佐子女士與病魔對抗的生活長達了15年，儘管後來平安地恢復健康，但已經回不去原來的「家」。她的妹妹不只照顧她的兒子，就連她的丈夫也一併照料，兩人成為像夫婦似的關係。於是，芙佐子女士只好回到老家，過著壓抑自我的日子。

之後，又經過了10年的光陰，芙佐子女士的丈夫以及妹妹相繼過世。這時候，她那位知道一切實情的親生兒子，就提出希望可以和芙佐子女士同居的請求。芙佐子女士便也滿心歡喜地接受了。

但是，回到兒子身邊，享受含飴弄孫的幸福時光卻相當短暫。過沒多久，開始發生許多狀況，像是把街坊的傳閱板收進壁櫥裡後忘得一乾二淨，還有忘記把電話連接上線路等等。

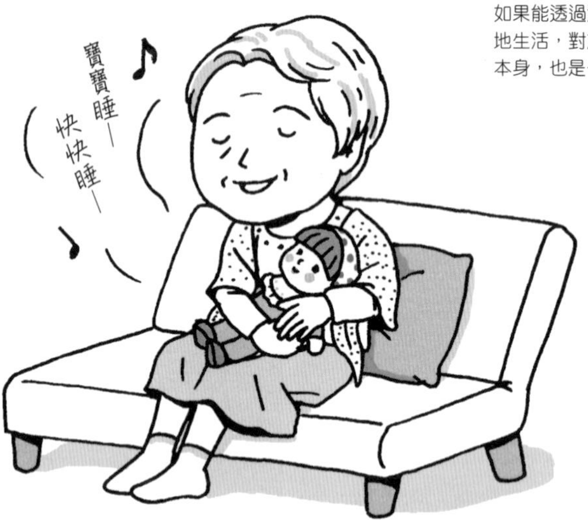

如果能透過減法話術安穩地生活，對於失智症患者本身，也是一種幸福。

由於兒子並不知道母親其實生病了，便責怪她的過失，最後芙佐子女士就把自己關在房間裡，並開始嚷嚷著：「把小孩放下來」，老是叫別人把她身上那根本不存在的孩子放下來，陷入精神混亂的狀態。於是我就向她的家人建議：**「請給芙佐子女士背一個和真正的小嬰兒差不多重量的娃娃」**。

從此之後，芙佐子女士相信「親身骨肉就在背上，正由自己守護」的這個事實，再也不會要求別人「把小孩放下來」，又恢復安穩且寧靜的生活。對芙佐子女士來說，戰爭時期無法抱自己的孩子、失去家庭的痛苦經驗仍在她心中揮之不去吧。她的兒媳除了感到驚訝，也為母親的悲慘遭遇流下了心痛的淚水。

在前面的章節也提過，所謂「失智會反映出以前的生活寫照」。減法話術不但可以配合當事人的「痴呆狀況」，也會配合「過去的生活寫照」。在現代，即使罹患了失智症，普遍都認為「要讓他活出自我」，而從貼近當事人生活寫照這點來看，減法話術可說是符合「讓他活出自我」的最佳應對。

「加法運算」的話語可能會形成霸凌

即便如此，可能還是會有人認為「好像無良商業手法一樣」、「不可以騙老人」等。以前也有精神科醫師對我說：「就算患者失智，也不可以對他們說謊。」這確實是個「正確」的意見，然而光是這樣想，在實際照護上就能順利嗎？

這讓我想起很久以前在電視上看到的有關失智症的特別節目。那集的內容是透過某一間照護機構平時的狀況，來解說何為失智症。

其中有一個場景是護理師與年長者針對血壓藥起了衝突。護理師一開始還好聲好氣地向患者說明：「您血壓很高，請把這個藥吃了」、「這是醫生吩咐的」，但患有失智症的年長者卻說什麼也不肯服藥。由於說服不了，護理師的口氣也越來越沒耐性，更質問患者「為什麼不吃藥！」最後硬是把藥劑塞入年長者口中，幾乎演變成一場戰爭。

另一個場景是，患失智症的年長者對護理師說：「我明明就有三個小孩，卻誰也不願意來接我」。而護理師不知是否因為過於忙碌而略顯不耐煩，竟以一副吃驚的口吻說：「不是三個，是兩個吧！」

我的同事們也有看這個節目，他們都和我一樣覺得「那些年長者好可憐」、「好心痛」。說出「心痛」這樣字眼的同事，曾經到其它機構實習，接觸過那些對於工作人員的說服方式心生恐懼的失智症患者，因此有過心痛的體驗。

的確，無論從哪個角度來看，都可以看出照護機構的工作人員「希望失智症患者可以理解」、「想好好應對他們」的心情，實際上他們也非常努力。但是，每天都這樣產生摩擦的話，照護者的心也會傷痕累累。另一方面，站在患者的立場來看，周遭每天都充斥著嚴厲的言語，以致於所有的事都是被「強迫」去做的，我認為沒有比這種生活還要更痛苦的了。

當然，我也不能否認，可以根據失智症的輕重病況以及患者的狀態，傳達真實的情況。不過每當我回想起那個節目時便會開始懷疑，隨時把「正確的事」告訴失智症患者，真的是「親切的舉動」嗎？如果會造成他們混亂、痛苦的話，或許根本就是一種霸凌。

減法運算是「智慧」也是「技術」

有人認為「說謊＝不好」，也有人是情感上無法說謊。有一位女性，在我向她提到減法話術的時候，對我說：「我沒有辦法對我母親說謊。」這位女性負責照顧的是患有失智症的親生母親。她的母親自從生病以來，性格大變，還會常常斥責她，因此這位女兒無論是精神上還是肉體上都已經疲憊不堪。

然而有一次，她想說「偶爾來吃一頓豐盛的好料」，做了一桌豪華料理打算轉換心情，結果她母親竟然向她敬了一個禮並說：「唉呀，我從來沒有吃過這麼豐盛的料理。雖然我不知道您是從哪來的，但仍舊感謝您的這番心意。」

她的母親一時之間不知道自己眼前的人究竟是誰。當母親的這番話一說出口，女兒突然發現：「對啊，只要用這個方法就好了，假裝是毫不相干的別人就可以了。」於是，她便藉著這種佯裝成外人的「謊言」和母親繼續生活。這也是相當成功的減法運算的實踐，我認為，減法運算就是為了與失智症患者和平相處，一起生活下去的「智慧」。

這種智慧的重要性，在失智症照護的先進國家瑞典，已經獲得廣大的認同。在某篇雜誌的報導中，一位擔任瑞典失智症聯盟理事的女性分享了以下的經驗。來自日本的照護幫手詢問她：「我所負責的患者以前是菁英級的國家公務人員，他的自尊心非常地高。當我跟他說『我們去餐廳吧』或『回房間吧』等，他都完全不理會。請問該怎麼辦才好呢？」

那位理事回答：「是我的話，我會對他說：**『因為今天要召開縣長的諮詢會議，請移駕去會場吧』**，盡量使用自尊心高的人喜歡的字眼。這樣的話算是謊言嗎？我認為這是為了接近對方而使用的話語。」

聽了她的那番話後，使我再次確信「以減法運算為出發點的減法話術」是了不起的照護技術。

罹患失智症的年長者，因為生病關係，生活自理能力下降，也充滿了不安的情緒。如果沒有任何人對他伸出援手的話，他的生活可能就暴露於危險之中。想要保護失智症患者的生命、健康、財產，不能只是說些好聽話而已。為了妥善照顧患者，不得不請照護幫手進入家裡時，或者患者情緒不穩的時候等等，這時就要思考「貼近患者的話術」。

當然，惡意的謊言是絕對不被允許的。不過，負責保護銀髮族不要遭到無良商業手法欺騙，或防範各種災害危險等，應該是警察、消防、國家政府機關的工作。而我們這些照護者則是使用減法運算的方式，正大光明且確實地完成照護任務就好。

本來，日本就擁有視謊言為一種智慧，並加以重視的文化。有一句諺語叫做：「謊言成真」，也就是抱持著「謊言誠真」的心情，不需顧慮太多，使用減法運算就可以了。至於謊言深處有沒有體貼或愛，並不是問題所在。

使用「減法運算」的十項要點

有關減法的話術或應對方法，還尚有須詳細說明的事項，會在下一章進行，在此先針對「具體而言照護者該怎麼行動」進行探討。

所謂「一樣米養百樣人」，失智症所顯現出的症狀也是因人而異，因此很遺憾的是，並不存在什麼「只要這樣做一定有用」的公式。不過倒是可以鎖定出一些必須注意的基本事項，我在此整理出十項要點。有些部分雖是先前已經講過的內容，由於非常重要，仍會再舉實際的案例為大家解說。

①捨棄舊有知識，用「減法」思考取代「加法」思考——配合當事人的世界

今年85歲的慎一先生以前是大學教授。據說從小就被譽為神童，是相當優秀的人。當上

教授後，表現依舊活躍，是學界裡的重要人物。但是，就連如此聰明的慎一先生，自從退休後也開始越來越健忘。失智症是不挑人的，即使是擁有如此高度知識的人，記憶仍漸漸地從他的「壺」流了出來。

而最令家屬感到困擾的，就是「以為病」，也就是慎一先生還以為自己仍是教授。他不但三不五時就要出門上班，甚至以「接送的車沒有來」為由，自己走出家門卻回不來。事實上，他根本是迷路才回不了家。剛開始他的家人還會動員全家到處找人，但因相同情形反覆發生而逐漸地感到心力交瘁，後來就演變成等待警察的電話通知，連找都不去找了。

由於每天都上演這樣的風波，為此所苦的家屬開始考慮使用日間照護的服務，於是就帶著慎一先生到機構參觀。可是，慎一先生卻認為「我才沒那麼老，我沒有問題！」而持反對意見。為了順利將慎一先生接送至照護機構，每當接送車到慎一先生家時，便運用了**「這是學校教授協會的車」**這樣的減法話術，讓他願意順從地搭車前往，在照護機構裡也讓慎一先生扮演「教授」的角色。

日間照護中心裡有很多像這樣回到「退休前」狀態的人。例如，對於以前從事酒精飲料販賣的65歲男性，我們會這樣說：**「我們公司因為有很多銀髮族，不太方便外出，可不可以麻煩您跑一趟來拿訂單呢？」**或者對於以前在當教師的人，我們都會以**「可以請您來擔任成**

人學校的講師嗎？」的藉口，請託他來到照護機構。（請注意「成人學校」這個字彙，重點就是不要使用「日間照護」、「照護機構」等怎麼聽都是照護相關的字眼。）

失智症患者的新記憶會不斷地流失，於是他們只好回溯以前的記憶。就算對他們說出「你已經退休了」的事實，這樣的「加法思考」也只會讓本人更加混亂而已，與他們對話時，請切換到減法運算的模式吧。

②說服等同於「竹籃打水」做白工——即使論點正確但不一定能接受

這是我在某住院病房所經歷的事件。那時我聽到「喂，我們去房間啦」、「會感冒唷」、「老師要罵人囉」這樣的對話後，便把頭轉向聲音的來源，發現在自動販賣機旁邊的長椅上，坐著一位80幾歲的女性。

那位女性把類似浴巾的東西捲成一球抱在胸前，看起來很像是抱著自己的行李，也很像是抱著小嬰兒。她沒有穿襪子，腳上穿的白色鞋子上頭寫著大大的「民子」兩個字。

陪伴在這位年長女性身旁的護理師，帶著快要哭出來的表情。看起來是要把疑似罹患失智症的女性帶回病房裡，正全力地說服她，然而她卻裝作沒聽見，最後還像小孩似的，扮了個鬼臉，就把臉別開。

那時恰逢寒冷的冬天，室內又有點冷。因為她沒穿襪子就直接穿鞋，看起來好像很冷的樣子，於是我便假裝成她的朋友故作鎮定地說：「**唉呀，民子小姐，好久不見。今天帶著小嬰兒來呀，真是辛苦你了，趕快回房間免得著涼囉。**」

那位女性把目光望向我後，隨即展開笑容，並起身走向房間。慌慌張張在後方追趕的護理師詢問我：「請問您是她的朋友嗎？」事實上，別說是朋友了，當天我和那位女性是第一次見面，就連她的名字是不是真的叫做「民子」，是不是自以為抱著小嬰兒，我都不確定。即便如此，讓這場僵局圓滿落幕的關鍵就是那句「**好久不見**」。像這樣，彷彿是朋友一般的行為舉止，改變了當時僵硬的氣氛。

對於失智症患者來說，說服是沒有用的。因為他的記憶之壺已經毀壞，所以根本就無法理解真正的事實。說服的舉動就好比竹籃打水，徒勞無功。

③配合患者過去的「生活寫照」——時時不忘當事人的人生經歷

在照護失智症患者時，請一定要把當事人的人生經歷記在腦海中，並做為應對的根據。如果不這麼做的話，可能會像接下來要闡述的案例一樣，引發意想不到的騷動。

阿雄先生今年82歲，他以前從事肉品販賣的工作。自從5年前把店舖收起來後，就開始變得健忘，後來遭到醫生診斷為失智症。有時候，他會嚷嚷著「我要磨刀」、「該去釣魚囉」等等，以為自己還在工作。

有一天，阿雄先生的孫媳婦打電話給我，她說：「我爺爺正拿著菜刀！」口氣聽起來相當慌張。一問之下，原來是這位孫媳婦買東西回家時，手拿著菜刀的爺爺從廚房走了出來。她嚇了一跳，就說：「爺爺，很危險，趕快把菜刀放下！」但阿雄先生卻不肯。於是她又更緊張了，就大聲地喊：「放下！」阿雄先生一聽到她這般大叫就突然暴怒，並往她的方向走去。她因為感覺生命有危險，就拔腿逃到自己的房間，然後撥電話給我。

我要她先暫時在房間裡躲著，等個10～20分鐘，趁爺爺冷靜下來後再出去，下完這樣的指令後我就把電話掛掉了。過了大約一個小時後，她又打電話來說，「爺爺好像什麼事也沒發生似地在看電視。」

我沒有要責怪這位孫媳婦的意思，只是覺得，假使當初看到阿雄先生手握菜刀時，能夠想起他以前從事肉品販賣的工作，不慌不忙地應對，就不會引起這麼大的騷動。而且這樣一來，或許就可以理解阿雄先生仍以為自己在經營肉舖的心態，以更好的方式應對也說不定。

那麼，面對這樣的案例，該怎麼化解才好呢？即使說應該讓失智症患者「做他想做的事」，但在這個情境裡，無論是阿雄先生還是周圍的人都有可能會受傷，實在是不能讓他使用菜刀。所以，在這時候用一句：**「爺爺你真是勤於工作呢！請稍微休息一下啦。」**藉此勸他停下來喝杯茶、放下刀子。

根據當事人過去的生活寫照，所運用的減法話術，一定可以讓對方信服。

④面對患者「不願妥協的堅持」，必須以退為進——輸就是贏

據說華子女士（85歲）原本的個性就格外地頑固，自從罹患失智症後，她那頑強的個性也隨之變本加厲。

吃完飯後才過了30分鐘，她就會問：「飯還沒煮好嗎？」而她的媳婦便理所當然地回應：「剛才不是吃過了嗎？」不過她卻完全聽不進去，然後，華子女士的口氣就越來越差，儘管媳婦會離開現場以避免紛爭，可是她還是會繼續追著媳婦討飯吃。

媳婦心想：「難道沒有什麼好辦法嗎？」於是在吃完飯後洗碗時，刻意只留下華子女士使用的飯碗，當華子女士開始問起：「飯還沒煮好嗎？」便把她帶到餐桌前，指著那個盛飯的碗說：「這是您的飯碗對吧？放在這裡表示您吃過了不是嗎？」而華子女士竟回答：「一定是誰用了我的飯碗。」

於是，媳婦只好又想想看有沒有別的方法。這次她就在用餐前準備好紙和筆，在一吃完

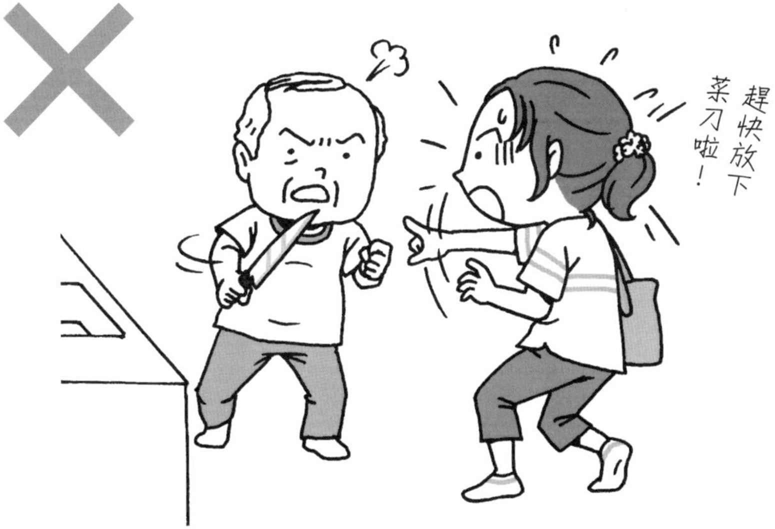

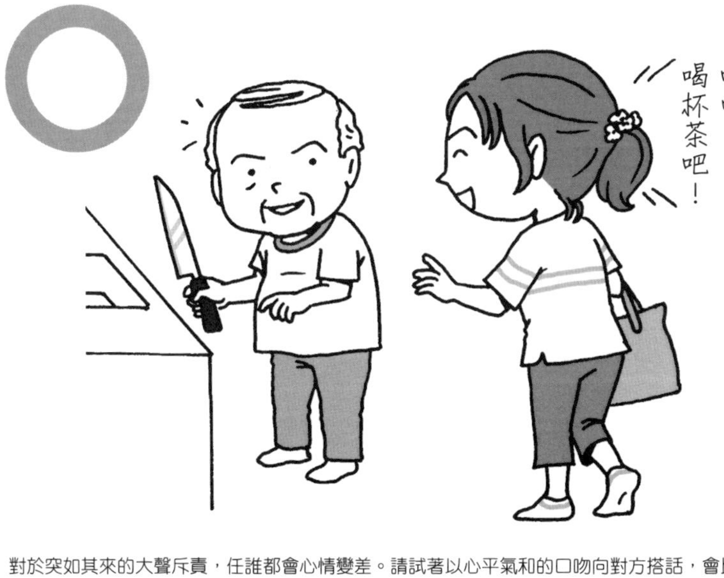

對於突如其來的大聲斥責，任誰都會心情變差。請試著以心平氣和的口吻向對方搭話，會比較好。

飯後便讓華子女士寫下「我吃過飯了。」原以為這樣就可以放心，結果過沒多久華子女士又開始要飯吃。媳婦一面感到訝異，一面讓她看剛才的那張紙，並問她：「麻煩您唸一下這個，您看看這是誰的字？」想不到華子女士卻堅持：「這一定是誰模仿我的字跡寫下的。」

無論是刻意留下用過的飯碗，還是讓她寫下一行字，對華子女士來說「沒吃，就是沒吃」。只要她的大腦認為沒有吃過，讓她看飯碗或字條都是不合理的，她還是會當成沒有吃過。但是如果改成說一聲：**「對不起！我忘記按下電鍋的煮飯開關了，請再等一會兒。」**並道歉的話，她應該就會回應「是這樣啊！」然後乖乖地等待吧。

再過個20～30分鐘後，或許她又會開始問：「飯還沒煮好嗎？」也說不定。這時候就可以再使用「忘記按下電鍋的煮飯開關」這個藉口。當我在某次演講中介紹這個方法時，有觀眾表示：「很害怕患者會不會又接著問：『已經煮好了吧？』」但是請放一百二十個心，盡量使用這個方法吧。如果患者連30分鐘前的事都會忘記的話，煮好飯需要大約一個小時，經過這麼長一段時間，不太可能還會記得。

或許，她真的會反覆提出要求兩、三次，如果真的這麼在意使用同一個藉口的話，可以泡個茶當作轉換氣氛的方式、找她一同外出走走、改聊電視節目相關的話題等，我認為也是不錯的方法。

明明不是自己的錯卻要道歉，大家可能感到委屈而不願意。不過，請大家把這當成兩回事，以「輸就是贏」的想法去嘗試看看。

⑤盡量以短句說出「重點」，長話分成多個重點短說——用簡短的話語傳達

儘管每個人的狀況和失智症的病況有所不同，但與失智症患者說話時，無論如何還是盡量使用用簡短的話語。

我們應該都有過這樣的經驗，當別人說話時，剛開始聽的時候，會不知道對方說的是什麼。不過耐著性子繼續聽下去，原本像是點狀的一句一句話語，就會漸漸連成線，最後連原先不知道的部分也都能銜接，於是能瞭解事件的全貌，而有「啊，原來是這樣」的領悟。這就是所謂「整件事都串連起來」的現象。

然而，失智症患者並非如此。如果是很長的句子，在整句話結束以前，就會忘記前面所說的內容。相反地，他們則可以理解較短的單字、記號或者標示。

譬如說，「出口」、「禁止」、「故障」、「危險」、「廁所」等等，這些都是在長年的生活中，因為「約定成俗」而習得的字彙，因此對於罹患失智症的高齡者來說也很容易理解。在之後的章節也會介紹實際的案例，像是「禮拜天」這個字彙就非常好用，由於這是

「假日」的象徵，所以非常容易懂。

我認為，把這些字彙放進日常會話中時，盡可能用較短的句子表達會比較好。舉例來說，比起用「出口在這邊，我帶您去」這樣的講法，改說「這裡是出口」，並用手指出方向，會比較好。

甚至是把這些「特定的字彙」寫在紙上張貼起來，也是不錯的方法。雖然，一旦罹患失智症，基本上會越來越不識字，不過大家所熟知的「約定成俗」類的字彙，失智症患者也是看得懂的。這時的訣竅是：只用一兩句話或者以「點」一般的話語，瞬間傳達要點。

再舉個例子來看，大部分人只要罹患失智症，基本上都會變得不愛洗澡。不過以前擔任工頭的阿茂先生（83歲）卻是更愛洗澡了，甚至一天會洗上好幾次。這是因為在他年輕的時候，幾乎每天晚上都過著「工作告一段落，去洗個澡，洗完後喝瓶啤酒放鬆」這樣的生活，因此已化為習慣被身體記憶下來。

然而，自從罹患失智症後，由於會忘記剛剛已經洗過澡的事實，因此每天都會洗好幾次澡。不過他患有高血壓，而讓家屬們相當擔心，但他仍舊不聽勸說。

有一天也是在吃完晚餐後，他正要去洗第三次澡。可是，過沒多久阿茂先生就折回來並說：「聽說今天停電！」事實上，是阿茂先生的孫子事先在浴室裡貼了一張寫有**「本日停**

電」的公告，其實並沒有停電，只要抬頭看天花板，就能察覺到電燈是亮著的。不過因為失智症的緣故，對阿茂先生來說，停電的消息和現實似乎沒有關聯，因此信以為真。

無論如何，至少成功讓他停止再去洗澡了。像這樣，如果要制止患者做出不妥的行為舉止，請試試看「張貼公告」的做法，保證有效。

⑥記取「北風和太陽」寓言的教訓，勉強會導致受傷——「蠻力」是糾紛的來源

大家應該都知道「北風和太陽」這個伊索寓言故事吧，也就是北風和太陽相互比賽誰先讓旅人脫下大衣的故事。北風利用強勁的風想把旅人身上的大衣吹掉，然而旅人因為感到冷，反而把領口拉得緊緊的，但太陽卻是散發出溫暖陽光，讓旅人自己脫掉大衣，所以最後北風輸了。

這套道理運用在失智症照護上也是可行的，像故事裡的北風那樣使用蠻力、勉強對方是絕對不行的。舉例來說，失智症患者常常會有日夜顛倒的情形，有一位阿廣先生（75歲）便是強烈地具備這種傾向的人。他會在半夜兩點時起床，穿上大衣、戴上帽子，並單手拎著公事包。發現他異常行動的太太阿鶴女士問他要去哪裡，得到的回應是：「要去公司。」

就算阿鶴女士說：「現在去公司也沒有人！」、「這個時間電車沒有開啦！」他也完全

聽不進去。他的妻子努力地想拉住他，而阿廣先生就在一拉一扯之間用力地把手臂向上一揮，剎那間剛好一拳正中阿鶴女士的鼻子，瞬間成了流血事件。

聽到阿鶴女士「啊～」一聲尖叫，阿廣先生才回過神來察覺到異狀，但他竟然暴怒：「是誰做了這麼過分的事？我一定要找他報仇！」阿鶴女士說：「就是你做的啊！你看你的手上沾著血！」阿廣先生的手因為沾滿了鮮血，整個拳頭都變得紅通通的。

然後夫婦倆突然都洩了氣，一屁股坐了下來。阿廣先生對於「不記得自己所做過的事的自己」感到失望；阿鶴女士也對於「連自己做了什麼都不清楚的丈夫」感到震驚，而癱坐在地上。

對失智症患者來說，他們起床的時間就是「早上」。相反地，也有周圍一旦變暗，就會認定是「夜晚」的傾向。甚至也有患者會因為陰天飄小雨，才下午三點就以為入夜了，而上床就寢。

我先前有提過，說服就形同做白工，想用蠻力改變失智症患者的行為，別說是做白工了，甚至可能會有危險。就像阿廣先生和阿鶴女士一樣，誰都有意外受傷的可能。

這個時候，請配合自以為回到上班族時期的當事人吧。譬如，使用前面介紹過的方法，冷靜地告訴對方：**「今天是禮拜天唷」**，並鼓勵他好好休息。因為「無論是公司行號、學校，還是公家機關，只要是禮拜天都一定放假」的常識是全世界共通的約定俗成。所以，當遇到這種狀況時，總之先使用「禮拜天」這個藉口吧。

⑦過於誠實會引來麻煩，「方便的謊言」是安定劑——不見得「誠實就是好」

用「謊言」這個字，可能不是一種好的講法，不過在失智症照護的領域中，誠實的人可說是一點好處都沒有。從身為前公務員的敏江女士（71歲）的案例就可以證明這一點。

白天待在日間照護中心的敏江女士，每到中午時，她一定會說：「啊！已經這麼晚了，該回去了。」然後開始緊張起來。然後每次都會說：「廣子要回來了，我得回去開門才行」或者「廣子今天去遠足呢」。

由於敏江女士以前工作忙碌，她的女兒便成為「鑰匙兒童」。即使現在當上祖母了，罹患失智症的敏江女士會把孫女誤認成女兒，據說每次看到孫女就會問：「廣子啊，明天要去遠足嗎？」

為什麼她會對「鑰匙」和「遠足」那麼執著呢？鑰匙的話，可能還比較好理解，至於遠足，則是一點頭緒也沒有。儘管如此，由於關鍵字非常清楚，工作人員就會對「認為廣子去遠足」的敏江女士回應：

「廣子小姐有打電話來說遊覽車會比較晚到喔。」

「廣子小姐好像會來這裡吃便當，她有說要敏江女士在這裡邊吃午餐邊等她唷。」

如此仔細地說明，才讓敏江女士冷靜下來。

如果不使用減法話術，又會發生什麼事呢？過去，日間照護中心的志工曾對一邊嚷嚷著「該回去了」，一邊動來動去的敏江女士說：「那是孫子，不是您女兒吧？」、「今天下雨，所以不可能去遠足啦！」試著努力傳達事實，結果，敏江女士竟然生起氣來，說了聲：「找不到鑰匙！」便開始哭鬧起來。

後來，好在有「減法話術達人」之稱的工作人員順利地應對，才化解當下的危機。這件事讓我明白，有時候誠實也會釀成悲劇。

⑧溝通宛如「鬥智」，對於偏執的患者要以智慧應戰——事先想好各種說法

使用減法運算的技巧，在於必須配合當事人過去的生活寫照，不過，有時候患者過去的生活型態也可能成為照護上的阻礙。阿石先生（80歲）的案例就是如此。

阿石先生在接受日間照護時，即使到了午餐時間，也不願意吃飯。無論用了什麼方法或手段，再怎麼勸說，他都堅持「我要回去了，所以不需要」而拒絕用餐。根據阿石先生的女

兒美智子小姐的說法，他就連在家裡也會說「不用了」。原來，阿石先生的父親從小就嚴厲地教導他：「當別人在吃飯的時候，不要露出想吃的樣子，要趕快回家。」

因為罹患失智症的緣故，他變得分不清楚自己家與別人家，但是70年前來自父親的教訓，卻仍然記得清清楚楚，這點可說是相當不可思議。話又說回來，如此深刻地教誨，現在倒成了麻煩。

那麼，該怎麼辦才好呢？為了在不傷害阿石先生自尊的前提下促使他進食，工作人員絞盡腦汁，想出了以下的對策。

首先，把日間照護機構提供的午餐，裝到存放食材用的容器中，改造成便當的形式。然後聲稱「這是美智子小姐幫您送來的喔」，將便當交給阿石先生。

聽到這話，阿石先生便開心地說：「唉呀！我媽幫我送便當來了啊！」說出如此風馬牛不相及的話，但仍然高高興興地把「便當」吃完了。照這樣看來，應該只要是家人做的東西就能接受吧。

總而言之，只要能讓他開始吃東西，就算成功了。就像這樣，最初的一步是最重要的，必須思考「什麼才是進入當事人世界的那把鑰匙」。從這點來看，減法運算和鬥智有異曲同工之妙。

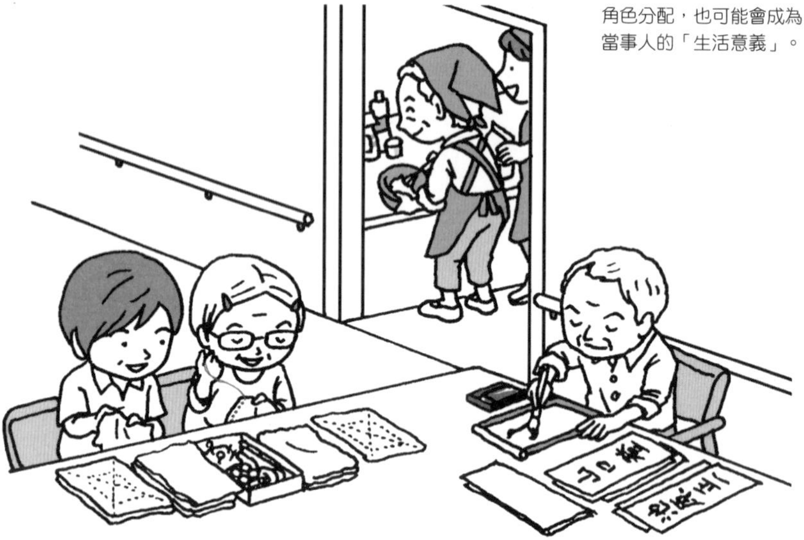

角色分配，也可能會成為當事人的「生活意義」。

⑨藉由表達「感謝」，撒下元氣的種子

——適時地以致謝的話語緩和場面

任何人只要有人對他說感謝的話，都會很高興，這點套用在失智症患者身上也是一樣。然而，一旦接受照護服務，就會變得時時把「謝謝」掛在嘴邊，自己接受他人道謝的機會反倒驟減。

每天接受他人照顧的生活會開心嗎？這是不可能的。請適時地提供失智症患者一個可以「活躍」的場域，製造一個會得到他人感謝的情境吧。如此一來，可以讓他們展開笑顏，並帶來和樂融融的氣氛。

譬如，在我所任職的日間照護機構中，會拜託年長者做以下的事情：

・對料理很在行的阿美女士說：「大家都很想吃您做的鬆餅喔！」然後讓她做點心。

・對很會寫書法的阿泰先生說：「我們要舉辦祭典，可是我們寫的字都很不好看，可以麻煩您幫我們書寫捐款者的姓名嗎？」然後請他寫字。

・對擅長縫紉的美代女士說：「我們想把不要的毛巾做成抹布，送給附近的學校，可是光由我們來做的話，一定得加班才做得完，真的很困擾，想請您幫幫忙！」然後把舊的毛巾交給她，請她幫忙縫製抹布（這些抹布日後供日間照護機構使用）。

問題並不在於大家是否真的想吃鬆餅、有沒有要舉辦祭典等。重點在於由照護者低頭拜託他們做各自喜歡、拿手、會做的事情，當他們完成「工作」後，工作人員就會說：**「今天非常感謝大家，真的幫了我們好大的忙。」**鄭重地向他們道謝。

所有發揮看家本領的年長者，基本上都會因為那句「謝謝」而把喜悅的心情寫在臉上。

雖然乍看之下很像在利用他們，也有可能引起「烤盤會導致燙傷、使用針或剪刀時容易受傷、會不會有危險」等等諸多意見，不過，正因如此才要讓他們「重操舊業」，讓他們去使用本來就熟悉的工具。而且這些年長者的表情也再再證明了，工作也是一種保養身心健康的方式。

⑩善用「遺忘」，造就相互體貼的關係——利用失智症疾病的特性

和失智症患者接觸時，無論事實如何或有沒有道理，老實說都無所謂。

對於活在「加法世界」的照護者來說，唯一能做的是好好利用失智者會「遺忘」的特性，改變當場的氣氛。依照不同的場合，以「減法話術」應對，使他們展開笑容、變得開朗，這就是最重要的事。而且「減法運算」的照護方法，能讓失智症患者與照護者之間形成「好的關係」，使雙方相處更融洽。

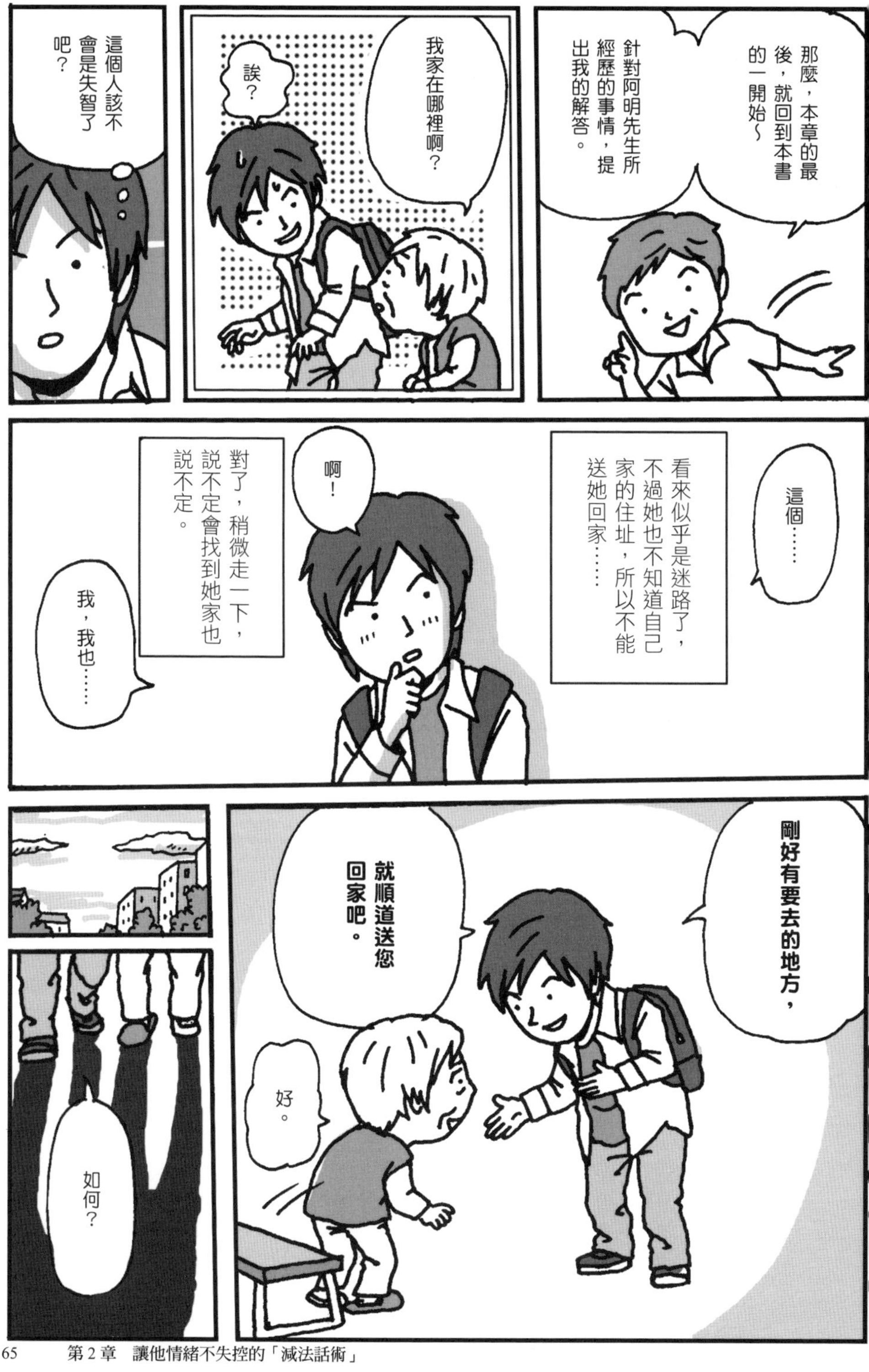
那麼，本章的最後，就回到本書的一開始～
針對阿明先生所經歷的事情，提出我的解答。
我家在哪裡啊？
誒？
這個人該不會是失智了吧？
這個……
看來似乎是迷路了，不過她也不知道自己家的住址，所以不能送她回家……
啊！
對了，稍微走一下，說不定會找到她家也說不定。
我，我也……
剛好有要去的地方，
就順道送您回家吧。
好。
如何？

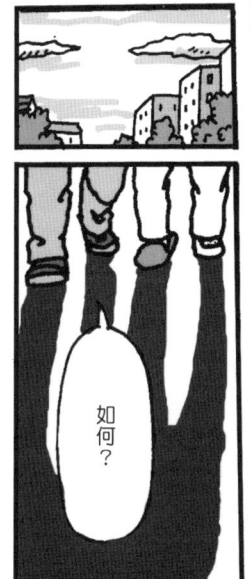

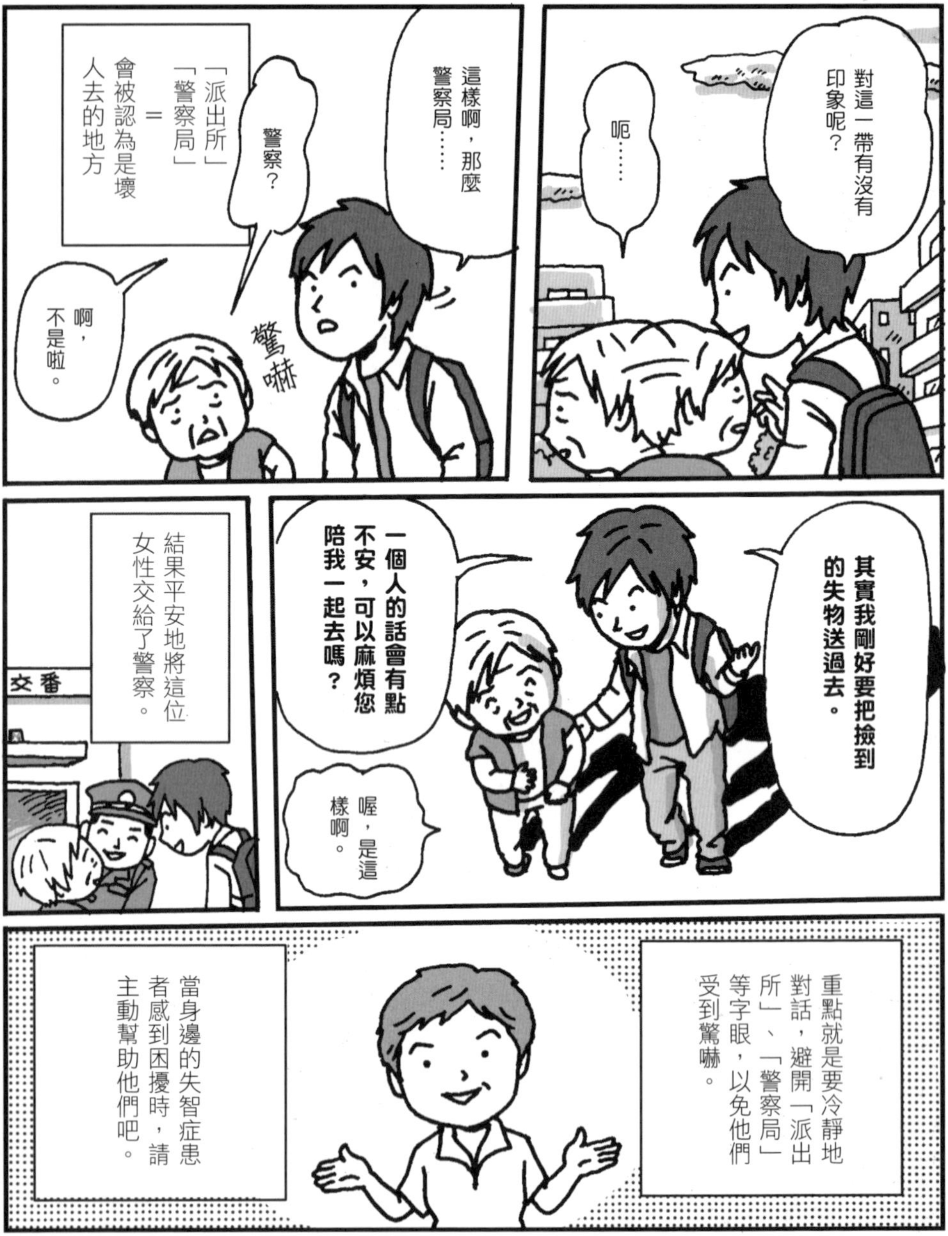
對這一帶有沒有印象呢？
呃……
這樣啊，那麼警察局……
警察？
驚嚇
「派出所」「警察局」＝會被認為是壞人去的地方
啊，不是啦。
其實我剛好要把撿到的失物送過去。
一個人的話會有點不安，可以麻煩您陪我一起去嗎？
喔，是這樣啊。
結果平安地將這位女性交給了警察。
交番
重點就是要冷靜地對話，避開「派出所」、「警察局」等字眼，以免他們受到驚嚇。
當身邊的失智症患者感到困擾時，請主動幫助他們吧。

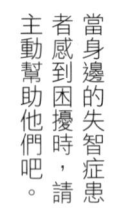

POINT

現今行蹤不明的人口中，以失智老人占多數。失智症患者在疾病惡化的同時，也越來越無法保護自己，如果沒有人幫助的話，甚至有可能會喪命。假使看到疑似罹患失智症的人孤單一人，請不要裝作沒看到，慷慨地伸出援手吧。

第 3 章

成為靈活使用「減法運算」的達人

在前面的章節，為大家介紹了「以減法運算為出發點的話語」的基本用法。儘管想請大家立刻開始嘗試，不過在那之前，還有些事必須先讓大家明白，請記得「凡事都不要固執，沒有所謂的絕對」。就讓我們來想想看，面對哪些人不適合使用減法話術，而當所說的謊言被識破時，又該怎麼辦才好。

配合失智症的進展，改變應對的話語

失智症是一種進行式疾病。很遺憾地，目前尚未有絕對見效的治療方法，所以失智的年長者們不會做的、不懂的事便會隨著時間的流逝逐漸增加。

當然這個過程很痛苦，照護者在認知到這個事實的條件下，必須藉由減法運算，針對各個階段改變與其應對的減法話術。接下來我將介紹一個略長但易懂的案例，這是在我曾經負責照護的個案之中時間最久的浩一先生。

從發病到最初期

浩一先生以前是一位吉他老師。過去曾在音樂學校接受過正規的訓練，甚至也有出國深造，研習吉他的經驗。直到60歲為止，教過的學生為數眾多。

自從他辭去吉他教室的教師一職後，整個家庭的生計便由上班族的妻子所支撐。在妻子上班時，他會在家中彈吉他、下廚做拿手菜，後來妻子也退休，倆人便會一起去買晚餐的食材，回家後由浩一先生負責料理。他們當時可是過著非常少見的歐美夫婦生活型態。

然而，到了浩一先生75歲時，因為手受傷而吉他再也無法彈出以前的水準。這對他來說似乎是莫大的打擊，從此變得老是關在家裡不願意出門。或許是因為足不出戶的狀態，使得失智症的病情加劇也說不定。

據說他本人也曾認為「自己哪裡怪怪的」。當他到78歲時，由於不希望被其他人認為自己很奇怪，因此更不願意在白天外出。每次都刻意選在清晨或夜晚出門散步，但是返家似乎需花不少時間，推測應該是迷了路。到了80歲時，便遭治療失智症的專門醫師診斷為「阿茲海默症」。

罹患失智症前的浩一先生是一位沉穩有禮的紳士，然而在診斷結果出爐前，已性格大變，一有看不順眼的事就會勃然大怒。變成一個對妻子總是惡言相向，甚至還會動手打人的「暴君」。不過若是在外頭，行為舉止仍然保持沉穩，也就是說，他只對家人不好。

我和浩一先生第一次見面時，在他身旁的妻子看起來相當小心翼翼，她應該是覺得要是惹他生氣會很麻煩，因此刻意避免去刺激他。

而他本人在一旁倒是裝作一副笑臉迎人的模樣，他頭上那頂為了隱藏髮量稀少的假髮，令人印象深刻。據他的妻子所說，平時他在家裡會把小毛巾綁在頭上掩蓋，只有外出或家裡有訪客時才會戴上假髮。他除了失智症以外並未患有其它疾病，儘管身材短小，但看起來腰腿健壯、身體硬朗。

初期・拜託他來當吉他老師

浩一先生是個對於自己身為吉他手的生涯經歷相當自豪的人。如此高自尊的人，通常不太願意到日間照護機構，然而，考慮到妻子的負擔，家人還是決定讓他前往。至於該怎麼邀請他，導入的第一步是重點。由於浩一先生還處於失智症的初期，因此如果失敗，讓他認定「我才不要去」的話，等到他忘記這整件事，勢必要耗費更多時間。

浩一先生的人生關鍵字是「吉他」。因此我們針對這一點，使用了減法運算，我們請他前來擔任音樂療法的老師，對他說：

「我們（日間照護機構）這裡有很多因交通事故導致頭部受傷、罹患腦梗塞，歷經手術正在復健的患者。聽說音樂療法頗有效果，想要拜託您前來協助。」

為了讓浩一先生能夠完全相信，為他準備的名牌、鞋櫃等也和一般年長者不同，全部讓他使用工作人員的東西。當然，就連座位也特別準備了「教師席」，所有的工作人員也都以「老師」稱呼他。因此浩一先生對於自己的身分是老師這點深信不疑（當然我們得配合他努力地演戲）。

浩一先生即使來到日間照護機構，中午以前都是一個人練習吉他。雖然其他年長者也在同一層樓，可是因為他是「老師」，所以大家不能進去他那個房間。中午過後便開始進行音樂療法，即使是這個時段，他也不彈年長者喜歡的演歌等歌曲，主要彈的是古典曲風。

如果對他說：「老師，大家想聽民謠、演歌，或是美空雲雀的歌，能不能麻煩您彈奏？」有時候他願意彈奏，不過途中就會擅自變奏，搞得連我們也不知道是在彈什麼。若是有人提出：「老師，請演奏大家都知道的歌。」他甚至會露出生氣的表情。像這樣，我們每週讓他以「音樂療法老師」的名義來日間照護機構兩、三次。

中期・假裝發「薪水」

開始往返於日間照護機構後，過了大約快一年，浩一先生表示：「沒有拿到薪水」。

我萬萬沒想到會牽扯到金錢的問題。雖然我和其他工作人員們為了說服浩一先生來，已經使用了各種必要的減法運算，每次也都會提到是請他以「志工」的身分前來，並且還會加上一句「如果什麼都沒給也不太好意思，請讓我們接送和為您準備午餐吧。」讓他順理成章地使用日間照護機構的其它服務。

然而，由於浩一先生罹患的是失智症，因此會忘記自己只是志工。有一次，從日間照護機構回家後，他甚至說：「那裡都不給我薪水！」並把氣出在妻子身上。於是，我們便決定要付薪水給浩一先生，當然這也是「減法運算」的一部分。

首先，我們為浩一先生製作了他專用的印有姓名、領取證明蓋章欄的「薪水袋」。不過，如果裡面裝的是一疊報紙的話，浩一先生可能會生氣。因此我們便向他的妻子說明原委，每個月由她支付一萬五千日幣，放進信封中，再交給浩一先生。如此一來，便形成了像這樣的流程。

①工作人員先從妻子那裡拿取費用。
②把那筆款項裝入薪水袋裡交給浩一先生。
③浩一先生把薪水袋帶回家，交給妻子。
④妻子拿出薪水，確認後蓋章，並把薪水袋還給浩一先生。
⑤浩一先生把薪水袋帶回日間照護機構。

⑥工作人員預先向妻子拿一筆費用。（再度重複整個流程）

後來，由於浩一先生脫口說出：「薪水好少」，我們又再向其妻子說明，把金額提高到兩萬日幣。這個狀態維持了將近一年半，漸漸地他本人很少再提起薪水多還少或有沒有了。

偶爾他還是會冒出一句：「完了，連續三個月都忘了蓋上領取的章，怎麼辦？」但是到了最後，再也沒有提起薪水的話題。失智症會隨著病情的發展，而產生這樣的變化。

從中期邁向後期・即使假髮歪了也不會注意到

浩一先生剛開始到日間照護機構時，完全不願意在這裡洗澡。因為要洗澡的話，就不得不把假髮拿掉，對他而言，這可是個天大的問題。然而，曾幾何時，浩一先生就算假髮歪了也渾然不知。

某一天，浩一先生參加機構的餘興節目時，由於玩得太起勁，身體的動作使得假髮偏到另一邊去。看到這一幕的工作人員擔心浩一先生會不會因此失去控制（這裡指的是失智症患者會失去沉穩、情緒不穩定），然而他本人倒是老神在在。由此可見他的失智症病況已逐漸惡化。

後來終於連在自己家也不太願意洗澡，因此我便放手一搏，建議浩一先生在日間照護機構洗澡。想不到「做比想得還簡單」，對他說了聲：「幫您把帽子拿下來」，然後替他取下假髮，他便很順從地洗了澡。有時候，他還是會戴假髮，不過當他洗完澡後，即使沒有戴上假髮，他也不會在意。從這裡可以推測出，他大概處於失智症的中期後半左右。

這個階段的浩一先生，似乎已經忘記了「總覺得哪裡怪怪的」不安感覺。在家裡的話，變得不分白天晚上，都會一個人出門散步。由於他無法靠自己的能力回家，使得他的妻子必須盯著他不可。一旦察覺到他似乎想外出的樣子，就得躲在後頭尾隨他出門，因為要是被他發現自己被跟蹤的話，他會生氣地說：「不要把我當小孩！」

無法獨自上廁所的狀況也越來越明顯，有時候是些微失禁、或者尿在褲子上，有一次，他進去廁所很久都沒有出來，工作人員前去察看時，發現他竟然尿在自己的杯子裡。也就是開始無法正確地使用物品的症狀（醫學上稱為「失認」）。

即便如此，他的食欲還算是不錯，不需要旁人協助就可以自己吃飯，不過拿別人的東西來吃的情形卻屢次發生。這樣的舉動在失智症患者身上相當常見，對當事人來說，位在自己眼前或旁邊等所有在視野裡的東西，通通都是「自己的」。

後期到臨終・日間照護的極限

先前提過浩一先生自從罹患失智症後變得易怒，隨著病情的演變，他的情緒起伏越來越激烈，行為舉止也越來越偏離正軌。在家裡時，人明明在二樓，竟然會說「我要回家了」，然後就打開窗戶想要出去，似乎是妄想的頻率增加。

有一次在日間照護機構時，一位罹患「早老型失智症」的女性，在聽了浩一先生的吉他演奏後，罵他「彈得真爛！」雖然當時還好有工作人員介入緩頰，不過浩一先生似乎對這件事耿耿於懷。事後專車送他回家時，據說他一下車就衝到派出所，向警方報案：「有奇怪的女人毆打我」、「被她踹」等等。

從這個階段起，他衰弱的情形已經相當明顯。他甚至會做出從家裡二樓的窗戶小便、在樓梯上排便等行為，而他的妻子不得不忙著幫他善後。就連在日間照護機構也會因為一點小事就情緒激動，還會因此搖動桌子、揮舞椅子等。一旦他開始大亂，無論什麼話都聽不進去，就連工作人員要阻止他都很困難。

當浩一先生無法平息怒氣時，我們只好請他的妻子過來，想說是不是看到自己的妻子，就會恢復自我。不過他有時能認得出是自己的妻子，有時卻又認不出來。

由於日間照護機構裡還有其他的年長者，一方面擔心浩一先生大鬧時受傷，另一方面也必須避免讓他傷害到其他年長者，煩惱了很久，我只得告訴他的妻子，浩一先生的狀況已經不是日間照護機構所能應付的，而且就算待在家裡也不會好轉，建議讓他逐漸減少使用日間照護的服務，轉而住進特殊機構會比較好。

他的妻子似乎打算由自己照顧到最後，即使一直幫丈夫的言行舉止善後已讓她疲憊不堪，但仍舊心繫著「只要度過這個困難，就還能再去日間照護機構」的想法，因此努力地在自家照護他的生活起居。然而在與主治醫師討論後，她終於心不甘情不願地選擇「放手」。之後，浩一先生歷經了住療養病房，最終被送進專門醫院。

一開始，這位妻子花了很多精力和時間去和他會面，打算彌補不是由自己照護的缺憾，頻繁地往返於醫院。儘管浩一先生變得稍微消瘦，不過看起來恢復到以前沉穩的樣子，據說妻子對正在睡覺的他說話時，他聽到聲音醒來就會很開心地回應：「來了啊！」但漸漸地，他卻表現出一副「知道是認識的人但不知道是誰」的態度，也越來越無法言語。

無論是哪一種失智症，最後都會臥病不起。先前的狂風暴雨過去後，浩一先生也在醫院裡安穩地度過最後一刻。妻子自從陪伴他這麼長時間以來，留下了一些習慣，其中一個是「真拿他沒辦法」的口頭禪，指的是對於「說什麼道理都不會懂的人」無論說什麼也沒用。聽說她花了相當久的時間，才調整成這樣的心境。

另一個習慣是「大聲笑」。對於容易做出各種粗暴舉動的浩一先生（這也是失智症的症狀之一），只要聽到妻子的笑聲，情緒就能夠平穩下來。但若光只是臉上有笑容，可能會因為兩人所在的場所不同，而無法傳達給浩一先生，因此她會刻意發出聲音大笑。

送走浩一先生後，妻子最終說出：「我已經照顧夠了，所以一點也不後悔。」對於照護者來說，這一句「不後悔」是相當貴重的話語，就連陪伴在一旁的我來說，也是比什麼都還要值得高興的評價。

病況瞬息萬變，需要隨機應變的能力

如同浩一先生的案例一樣，病情的變動單位不是月也不是年，失智症患者的言行舉止是每天甚至隨時都在變化的。雖然在前面的章節中我曾說過，同樣的手法可以使用好幾次，不過仍得根據當事人細微的變化進行應對。

接下來要介紹以前當過美容師的阿龍女士（80歲）的案例。儘管她和兒子同住，然而她兒子白天必須出門上班，這時就會剩下她一個人在家，也就是所謂「日間孤獨」的情況。

據說阿龍女士曾經有一段時期經營過美容院，但後來因為經營不善而拱手讓人。另外，長年來她歷經了不少次的職場變遷，不知道是不是吃過什麼苦頭，她那種「不要倚靠別人」、「自己得要振作」的意識格外地強烈。

即便如此，因為患有失智症，所以她兒子無法放心任由她一個人在家，費了好大的力氣才說服她使用居家清潔服務。可是，就算她兒子早上提醒過「今天居家幫手會來」，到下午她就會忘得一乾二淨。阿龍女士本身強烈地拒絕接受照護，所以不願意讓居家幫手進屋，這點令人傷透腦筋。

為此，居家幫手便先從窗戶和阿龍女士閒聊幾句，之後看準時機，拜託她：**「請借我用廁所」**，如此便能得到她的「首肯」而得以進屋。一旦走到這步，就能夠順理成章地工作。最後對她說：**「為了表示感謝，我打掃完了。」**然後告辭離去。

要是可以一直使用這個方法就好了，然而實際上並沒有那麼順利。有時候對她說：「請借我用廁所」，阿龍女士竟會回答：「你不會到外面上啊？」這實在是令人頭痛，然而居家幫手也不是省油的燈，會借用其兒子的名字說：**「我是〇〇的朋友，他叫我來看看您的狀況。」**才終於獲得進門許可。

再加上，剛好阿龍女士家開始使用餐點配送服務（針對高齡者為對象，發送便當的服務），也能假借為配送人員。事先向業者打聲招呼，在門口接過便當後，對阿龍女士說：

「便當送到囉！」如果她願意開門的話，就算是成功。相反地，若她本人說：「放在那邊就好」，就再以**「不放到冰箱裡會臭掉唷……」**的藉口，使她讓居家幫手進入家門。經過幾次之後，光是從窗戶打個照面，她就會自然而然地說出：「進來吧！」雖然必須事先和家屬或業者協議，然而多知道這些方法還是不錯呢。

失智者還是記得一些事，也還能夠記憶

阿龍女士的案例看到最後，大家可能會有些吃驚。經過各種嘗試，終於只要看到居家幫手的臉就願意開門讓她進入，這樣的情節聽起來就好像有失智症的人也能夠記憶新的事物一樣。在前面的章節也稍微提到過，即便罹患了失智症，一旦是牢記到身體裡的記憶，意外地不容易被忘記。

譬如說，一位從以前便有持續在做「收音機體操」（日本自一九二八年開始實行的國民運動）的男性，他後來得了失智症，明明會忘記3分鐘前所發生的事，體操的內容卻能記得一清二楚。和孫子一起做體操時，無論是手腕彎曲的程度，還是向下蹲的方式等，都會很嚴格地進行指導。

儘管我對科學性的事物並不太瞭解，也無法百分之百肯定有效，但是透過這類案例中發現，藉由不斷重複相同的對應，似乎也會逐漸滲透進患者的意識裡。

有一位過去經營料理小店的87歲女性，獨居而且很討厭接觸他人，強烈拒絕居家幫手的協助。但請年輕的女性幫手使用減法話術，拜託她：**「因為要結婚了，請您教我怎麼做菜」**，便得以進屋。據說一週去拜訪兩次，不只是一起做菜、品嚐味道而已，從那之後，兩人就經常說笑，甚至會一起出門。罹患失智症的女性似乎把這位年輕的居家幫手當成自己的友人。俗話說「積沙成塔」，原來這樣的方法還能應用在照護上，真是個發人深省的案例。

難以用減法運算應對的類型，須掌握疾病的特徵

失智症這個疾病的難處在於，出現在患者身上的症狀會因發病原因而不同。詳細的說明將放在本書的末章，在此會先舉出像是「路易氏體失智症」或「皮克氏病」這種健忘程度較輕，無法利用遺忘特徵的類型。

所謂的減法運算是①利用失智症患者遺忘的特性，②順著他們意思的方法。面對健忘程度較輕的狀況，會比較著重在②的部分。也就是說，原則上盡量達到患者的所有要求，抱持

著「為您達成您所想要的一切」這樣的心態去應對。接下來，要介紹路易氏體失智症患者的案例。

羅患路易氏體失智症的患者，其症狀別具特徵，被稱為「視幻覺」（看見實際上不存在的事物）。他們會和看不見的東西或人物對話，甚至說出：「我的妻子想要殺死我」等話語，進入超現實的世界裡，因此照護者常常會被耍得團團轉。

舉個例子，曾經有患者對我說：「我把一億元交給你保管了。」於是，我就回應：**「我把那筆錢捐出去了，那麼大筆錢真是不好意思。」**之後，又用冷靜地口吻補充一句：**「會好好運用這筆錢。」**那位患者不知道是無話可說還是怎樣，竟然就安靜地點點頭然後結束話題。儘管把如此龐大的金額交給照護人員保管是一件不可能發生的事，但在這個案例中並不刻意否定，當作「真有其事」反而奏效。

被歸類於「額顳葉型失智症」之一的「皮克氏病」，也是屬於健忘程度較輕的失智症。罹患這種疾病的人，會一直重複相同的言行舉止，並採取反社會的言論及舉動，可說是為反對而反對。

像是看到前日本家長教師聯誼會的會長，竟因順手牽羊而受到警察關照；以前是醫師卻因縱火未遂而遭到逮捕等這類新聞時，我都會懷疑他們是否罹患了皮克氏病。假使真的如我所猜測，這是疾病所造成的反社會行動，而本人沒有犯案動機的話，他們就不是出於故意。這正是這種疾病的困難之處，面對皮克氏病患者的方法，建議參考接下來的案例。

太一先生（73歲）雖然願意坐上日間照護中心的專車，但一上車就會一屁股坐在正中央的座位上，一動也不動，害其他人無法乘坐。即使工作人員拜託他：「請往裡面坐」，他也不說話，只是一直笑著。我便試著對他說：**「太一先生，就坐在那個位置上不要動！」**結果他就帶著一抹惡作劇似的笑容，往裡面坐了。

每到日間照護中心的午餐時間，工作人員們會對所有年長者說：「吃飯囉！」並把大家集合到餐桌邊。而太一先生會笑嘻嘻地站在那裡，完全沒有要坐下的意思。工作人員也瞭解他的狀況，所以就會對他說：**「雖然我們有準備太一先生的份，不過您不會吃對吧？」**然後他就會乖乖地坐下。

到了散步的時間，太一先生會故意走在馬路的正中間，實在是非常危險。就算想要把他引導到路邊，但由於太一先生的步伐很大，女性工作人員根本追不上。即使從後面對他說「請靠右邊走」，他也是裝作沒聽到的樣子。過沒多久，他逐漸往左邊靠，工作人員一發現這點，便重新對他說：**「太一先生，請靠左邊走」**，結果他就好端端地靠右邊走了。

這些都是依照疾病的特徵，所採取的反制策略。只要把他引導到「相反再相反」的方向，就可以讓他做出符合期待的舉動。

面對最初期的患者，以陪伴化解不安

除了皮克氏病之外，對於失智症最初期的患者也要注意，也就是被俗稱為「老年痴呆」狀態的患者，很難使用減法運算來應對。

有些家屬甚至會對受挫的年長者說出「又忘記了喔？」、「是不是老人痴呆啦？」等話語，這可是大忌。就算沒有他人進行指正，本人也會對「總覺得怪怪的自己」抱持著不安的心情，因此不可以責備他。

我認為，基本上就在一旁靜靜地守候會比較好，如果真要表達意見的話，盡量不要造成傷害、不要去否定他。在提醒他的同時，說句：「要不要這麼做呢？」以這樣的語氣建議他採取別的選項。或者是根據當事人當下的心理狀態，稍微輔助一下，大概做到這般程度就可以了。

另外，在失智症最初期還會產生一個特有的問題，也就是到底該不該讓本人知道自己罹患了失智症（又或者是有罹患的嫌疑）。這樣的「告知」問題的確讓身邊的人很苦惱，不告訴他就無法繼續進行下去，可是又怕說出實情後，會使他受到傷害，因此躊躇不前。照護者往往容易陷入這種進退兩難的情況。

從結論來看，我認為還是不要過於直接告訴當事人會比較好。

說到讓本人得知患病結果後常會延伸風波的疾病，大家很容易會聯想到癌症。但是據說，最近在癌症確診後，會清楚地告知患者的案例變多了。而且癌症治好的可能性較高，如果能和患者共同朝向「痊癒」的目標前進，治療上也會容易許多。當然，這會因人而異，不過告知確實是有好處的。

反觀失智症又是如何呢？即使告訴本人，患者說不定連「失智症」這個單字都無法理解也說不定，或者就算可以理解，也有可能過沒多久又忘記。況且告知了，可能也只是煽動年長者的不安罷了。本來最先察覺到自身異常的人，就是年長者本身。

曾經有一位女性來找我諮詢時表示：「不知道該如何與自己的妹妹相處」。前來諮詢的是76歲的姊姊，她妹妹則是72歲，兩人都沒有結婚，彼此相依為命。她說，從半年前開始，妹妹便常常忘記兩人的約定，像是到不了常去的美容院，說話也會前文不對後語。

直到最近這幾天，妹妹竟然把鑰匙放到冰箱裡。當妹妹因為「找不到鑰匙」而到處尋找時，姊姊發現後並沒有把鑰匙放在冰箱裡的事實告訴她，而是裝作什麼事也沒發生似地，對她說：「掉在那裡了啦。」便把鑰匙還給她。

由於妹妹焦躁的頻率越來越高，因此姊姊打算建議她去看專門醫師的門診。然而有一天，從妹妹隨意放在桌上的皮包中，露出了一張失智症專門診所的精神科診療卡，姐姐才發現其實妹妹已經有過看診的紀錄。她一想到妹妹究竟是抱著怎麼樣的心情去看診，現在又到底是在想什麼，就不禁感到痛苦與不捨。所以，她的諮詢內容就是：今後該怎麼與妹妹相處會比較好。

即使是罹患了失智症，也不是一下子就會忘記所有的事物。如同先前所說的，根據發病原因的不同，有些失智症的健忘程度較輕。對於懷抱「總覺得哪裡很怪」的不安情緒的人來說，不經思考就告知當事人罹患失智症的話，或許反而會有危險。比起煩惱到底要不要把患病結果告訴本人，優先考慮到患者的不安與害怕的情緒，選擇陪伴、守護的方式，應該會比較好。

只是，如果已經由醫師告知，或者由他人轉述而得知實情的患者，可以對他們說：「不用害怕」、「雖然是一種會遺忘的疾病，不過現在已經有不錯的藥，就乖乖服用吧。」假使有遇到什麼困難，外來的協助或生活上的建議也是必要的。

由於患者本人也有自己的意識，因此不能全盤否定告知的重要性，但無論如何，單單只告訴他病名是不太恰當的做法。

以「道歉」和「搞笑」度過危機

「運用說謊突破重圍吧」，如果我這麼寫，一定有很多人會擔心：「沒問題嗎？謊言不會被揭穿嗎？」實際上，在照護現場裡可說是處處充斥著危機。

老實說，就連我也曾有過一次減法話術被識破的經驗。當年那位年長者對我說：「不可以說謊唷！」的時候，真的是嚇了我一跳。這種時候該怎麼辦才好呢？答案相當簡單，只要說聲：**「不好意思！我會錯意了！」**表達歉意就好。

首先，請把謊言轉化成是自己搞錯了。只要道歉，大部分的人都會微笑地回應：「沒關係啦！」然後連謊言本身也一併忘得一乾二淨。

除此之外，能夠幫助我們度過難關的就是「搞笑」和「開玩笑」。舉例來說，日本的年長者通常喜歡像是「笑點」的電視劇或是綾小路君麻呂等搞笑藝人，也就是偏好叫做「漫才」（日文為どつき，運用身體進行的搞笑、強烈的諷刺和開玩笑）的搞笑方式。當然，照護者沒有化身為搞笑藝人的必要，不過只要可以恰當地利用那樣的幽默感，一定可以協助解救危機。

譬如有一天，我在日間照護中心碰到了兩位年長者正在對立的情況。由於感到情勢不太妙，我便走進他們中間說：**「今天的我，很美吧？」**接著又說：**「花了3個小時塗得厚厚的粉，竟然一流汗就脫妝了，真是浪費呀。」**這兩人以及周圍的人聽到我這麼說之後，都不禁笑了出來。

請試著採用一些雙關語或無傷大雅的玩笑話吧。像是我看到有人一臉不開心的樣子時，就會趁著經過他面前時，故意說：**「前任大美女要經過囉～」**於是，有些人還會回應我：「現在也很美唷！」讓大家的表情都變柔和。

在自家照護時，搞笑也很管用。以前是公務人員的貴子女士（72歲）常常會說媳婦的壞話，搞得家屬和周圍的人都不知道該如何和她相處。明明媳婦只是去兼差打工，她卻到處對別人說：「媳婦去見其他男人」，完全不知情的鄰居便把她的話當真，流傳起「看起來很乖巧，竟然……」的閒言閒語，鬧得滿城風雨。

雖然她的健忘程度很輕微，不過因為她妄想情節嚴重，因此還是請專門醫師鑑定，診斷結果是罹患「皮克氏病」。

貴子女士過去由於丈夫和其他女人私奔，最後不得已只好離婚。一開始，她媳婦以為是這個緣故，才讓貴子女士一直提到「外遇」，也完全無法忍受貴子女士那些毫無根據的指控。直到聽到病名之後，媳婦反而不禁覺得「真是個可憐的疾病」。

後來，某一天這位媳婦又要出門兼差時，開朗地說：**「我要出去外遇了！」**因為媳婦說得如此正大光明，就連貴子女士也不禁笑了出來。據說，她們之間的心結就此煙消雲散。

第 4 章

應對各種場合的溝通指南

在本章內容當中，會介紹失智者常出現的情緒或行動，以及讓照護者感到困擾的各種場合，再分別說明「減法運算」的成功案例。

減法運算是一種實用的照護技術，不過面對年長者該使用什麼樣的話語，會因為當事人的生活寫照、病情的進展、當時周圍的狀況等，各式各樣的原因而有所不同。就算對同一個人說同一句話，也不一定每次都能夠得到他的信服，這是因為每天的身體狀況和心情都不同的緣故。

只是，無論何時都必須要注意的一點是，使用減法運算時必須要在信心滿滿的狀態下去做。對於第一次使用的人或失智症患者的家屬而言，都會不禁地膽怯起來，可是這樣的話，就無法取得當事人的信任。

就像先前所說，減法運算是一種為了能和失智症患者站在同樣的立場，所採取的手段，也就是「貼近他們的話語」。或許在習慣以前必須花上不少時間，然而，請將它視為能讓失智症患者「變快樂的方法」，放手嘗試看看。

在此，再次把第二章介紹過的十項要點整理條列出來。儘管每個人面對的失智者情況不一，不過相信大家都能理解，這十項規則能應用在任何案例上，請試著一邊意識到這點一邊閱讀下去吧。

①捨棄舊有知識，用「減法」思考取代「加法」思考。
②說服等同於「竹籃打水」做白工。
③配合患者過去的「生活寫照」。
④面對患者「不願妥協的堅持」，必須以退為進。
⑤盡量以短句說出「重點」，長話分成多個重點短說。
⑥記取「北風和太陽」寓言的教訓，勉強會導致受傷。
⑦過於誠實會引來麻煩，「方便的謊言」是安定劑。
⑧溝通宛如「鬥智」，對於偏執的患者要以智慧應戰。
⑨藉由表達「感謝」，撒下元氣的種子。
⑩善用「遺忘」，造就相互體貼的關係。

聲稱「東西不見了／被偷了！」

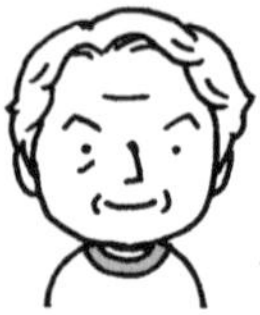

無中生「有」

邦子女士（77歲）

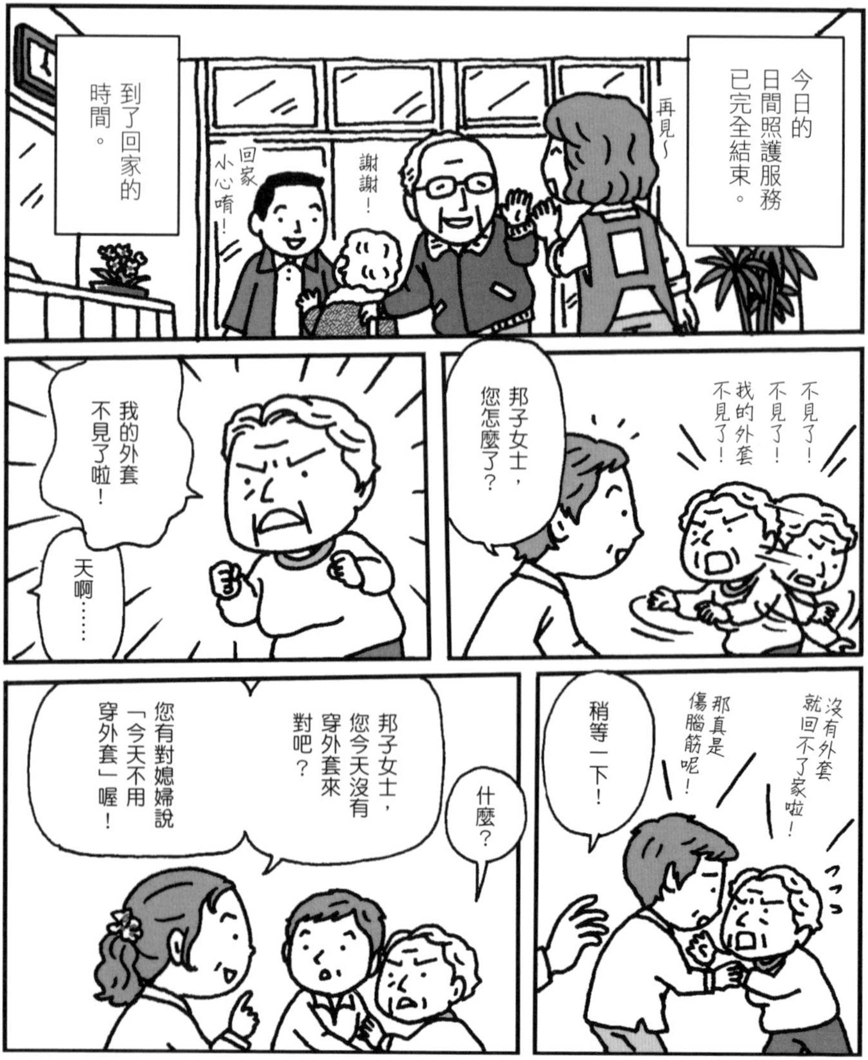
今日的日間照護服務已完全結束。
再見～
謝謝！
回家小心唷！
到了回家的時間。
不見了！不見了！我的外套不見了！
邦子女士，您怎麼了？
我的外套不見了啦！
天啊……
沒有外套就回不了家啦！
那真是傷腦筋呢！
稍等一下！
什麼？
邦子女士，您今天沒有穿外套來對吧？
您有對媳婦說「今天不用穿外套」喔！

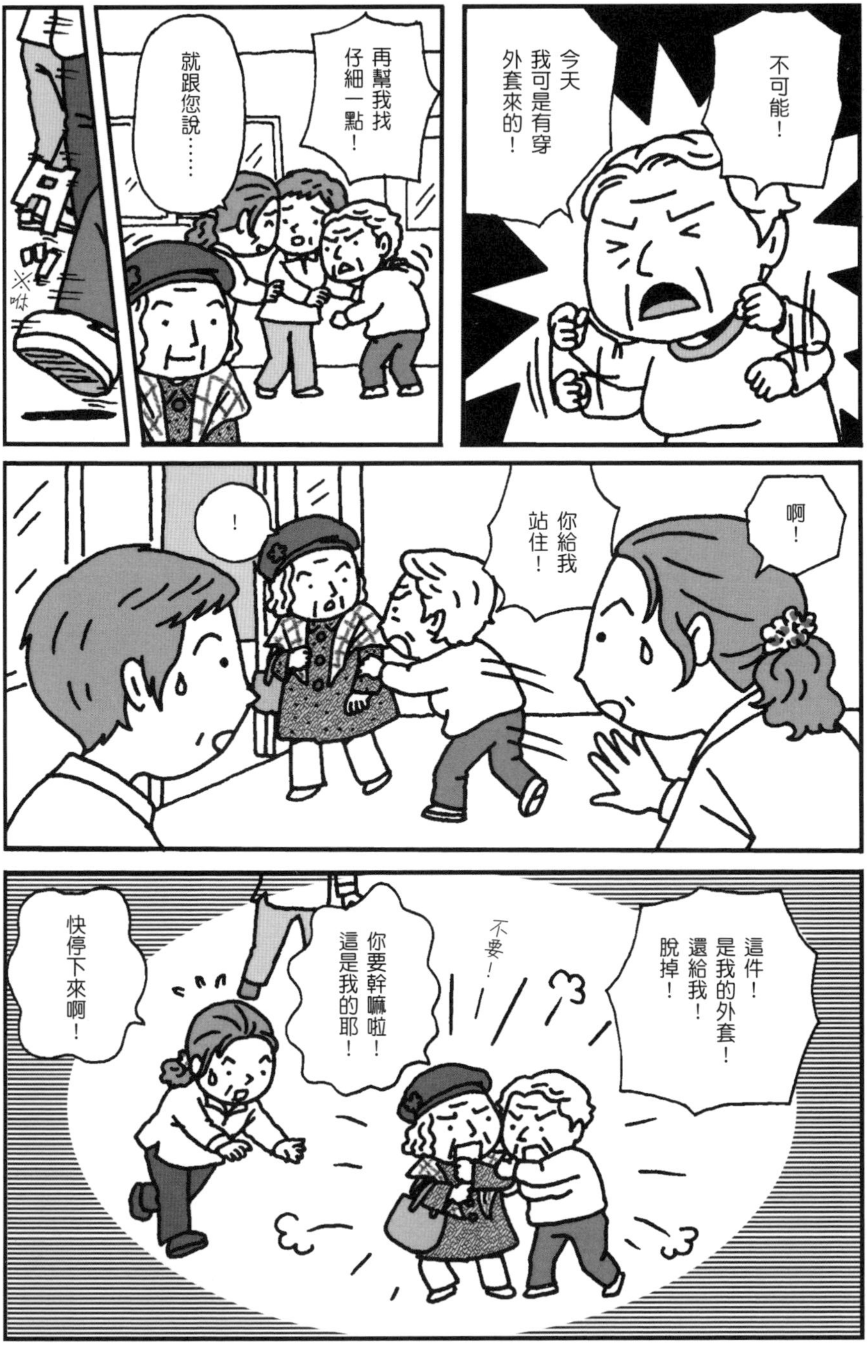
不可能！
今天
我可是有穿
外套來的！
再幫我找
仔細一點！
就跟您說……
啊！
你給我
站住！
！
這件！
是我的外套！
還給我！
脫掉！
不要！
你要幹嘛啦！
這是我的耶！
快停下來啊！

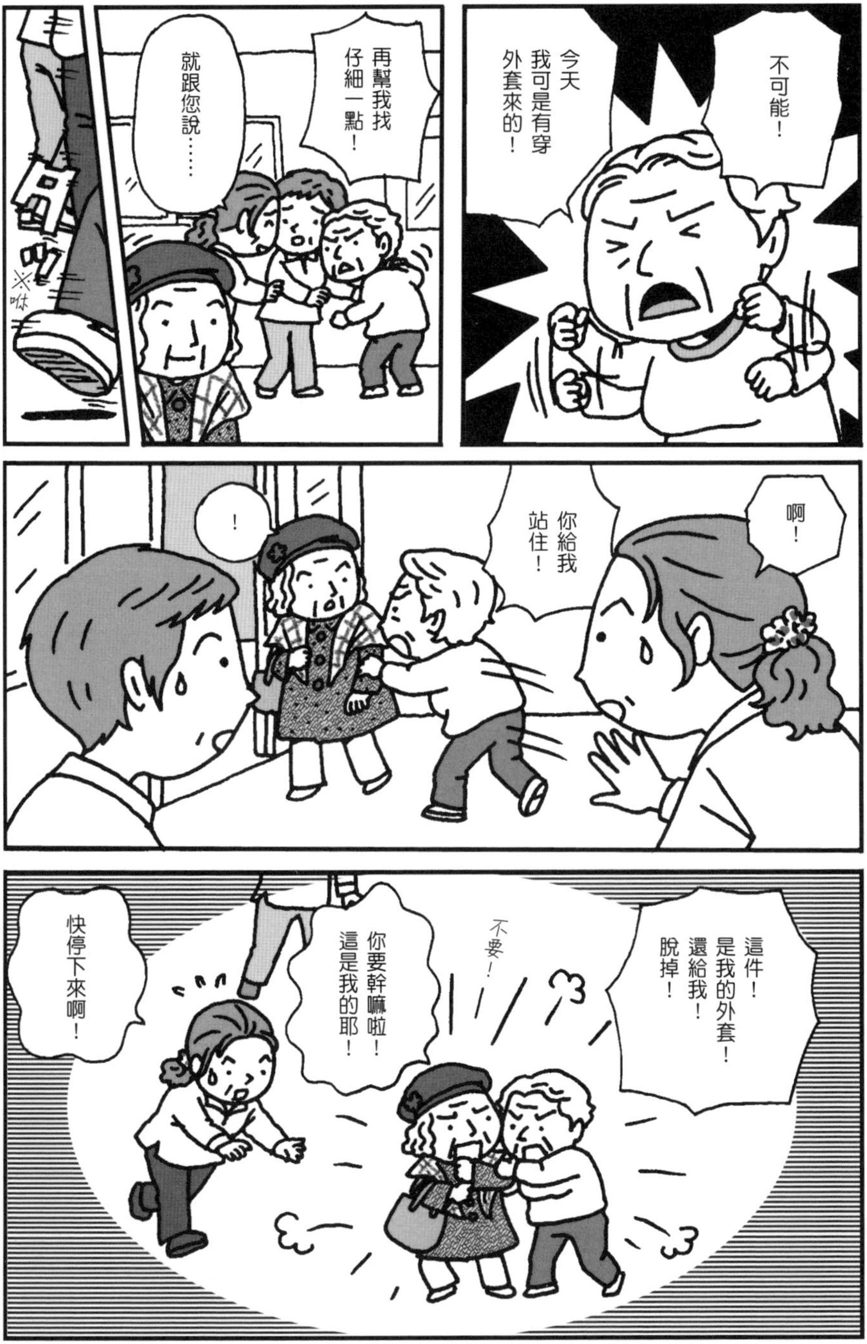

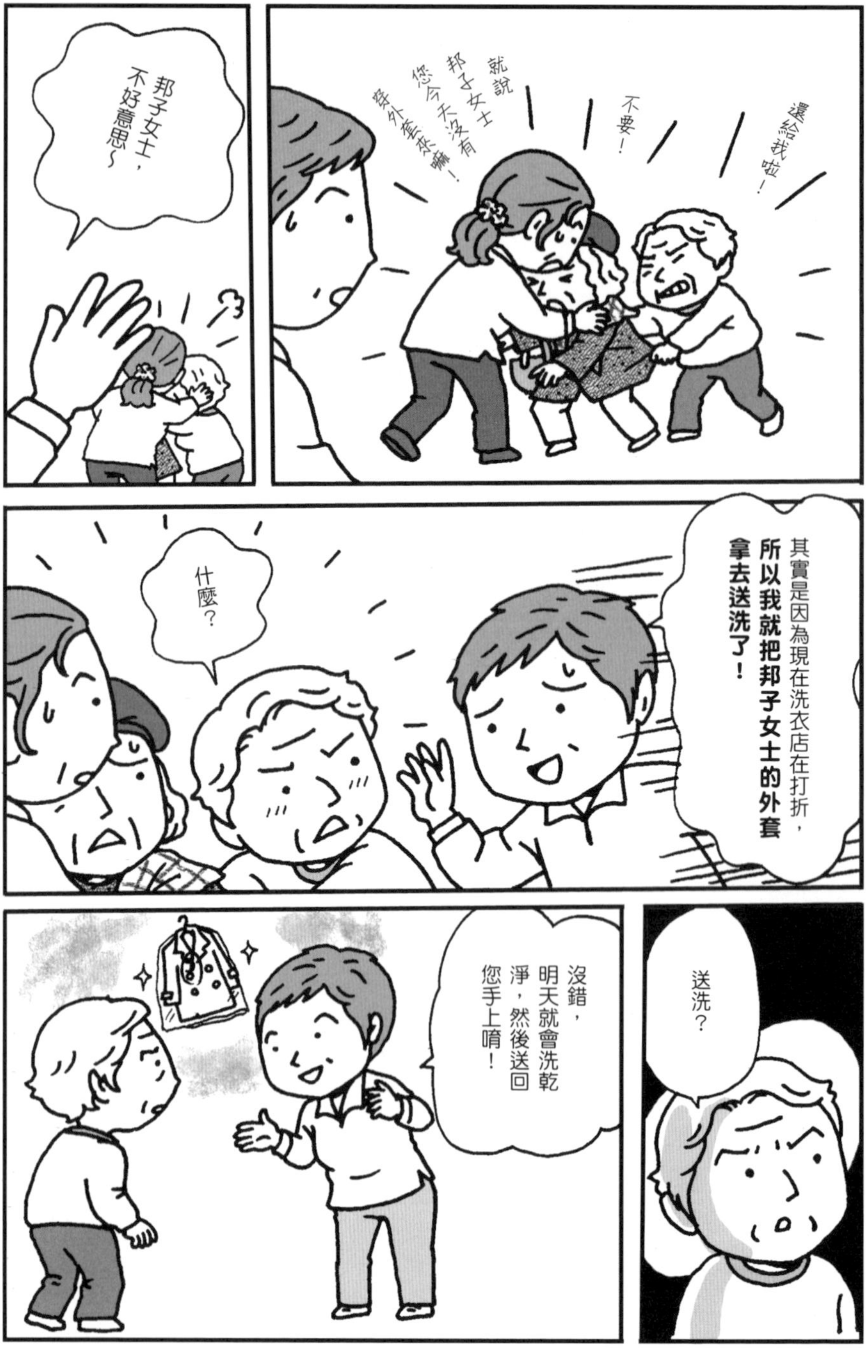
還給我啦！
不要！
就說邦子女士您今天沒有穿外套來嘛！
邦子女士，不好意思～
其實是因為現在洗衣店在打折，所以我就把邦子女士的外套拿去送洗了！
什麼？
送洗？
沒錯，明天就會洗乾淨，然後送回您手上唷！

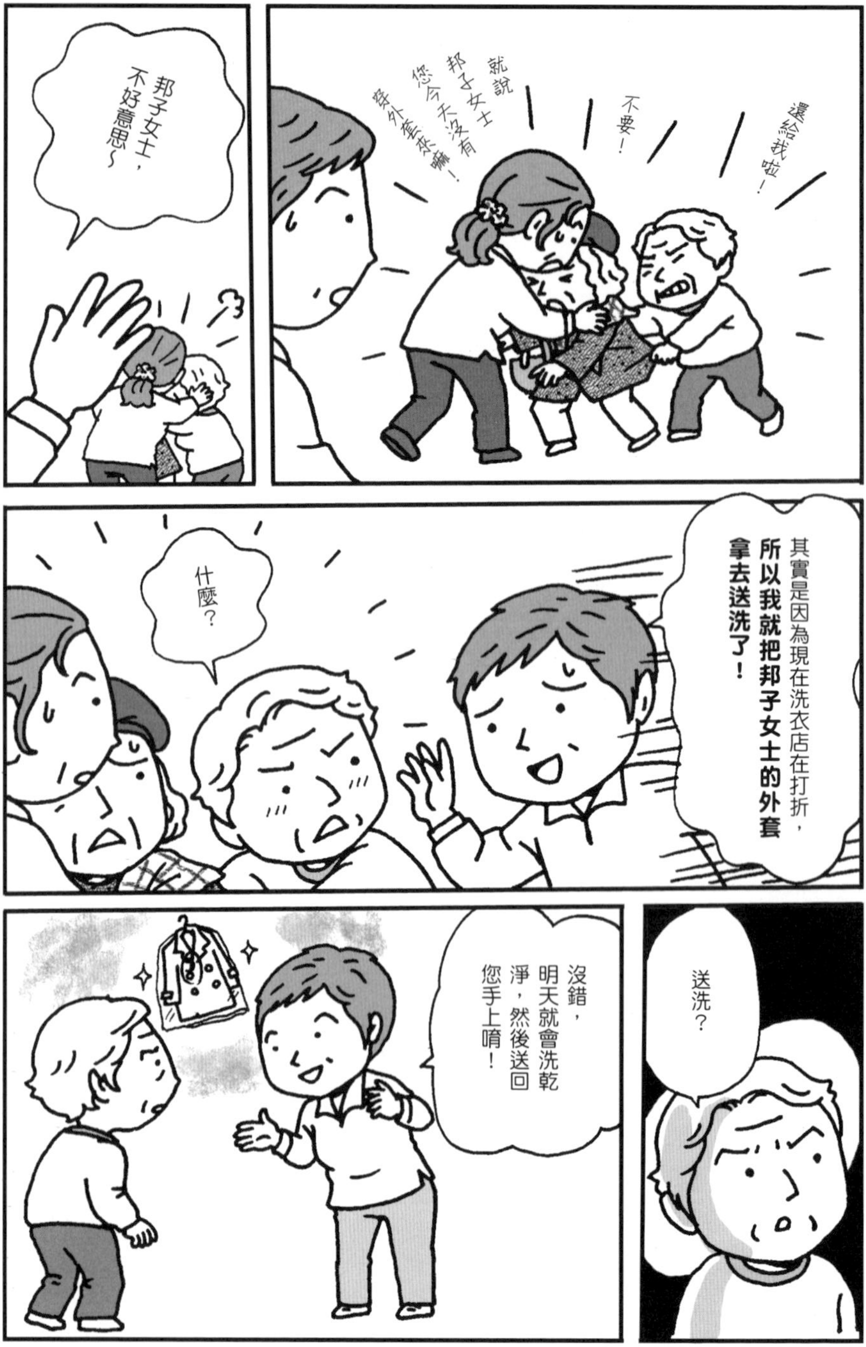

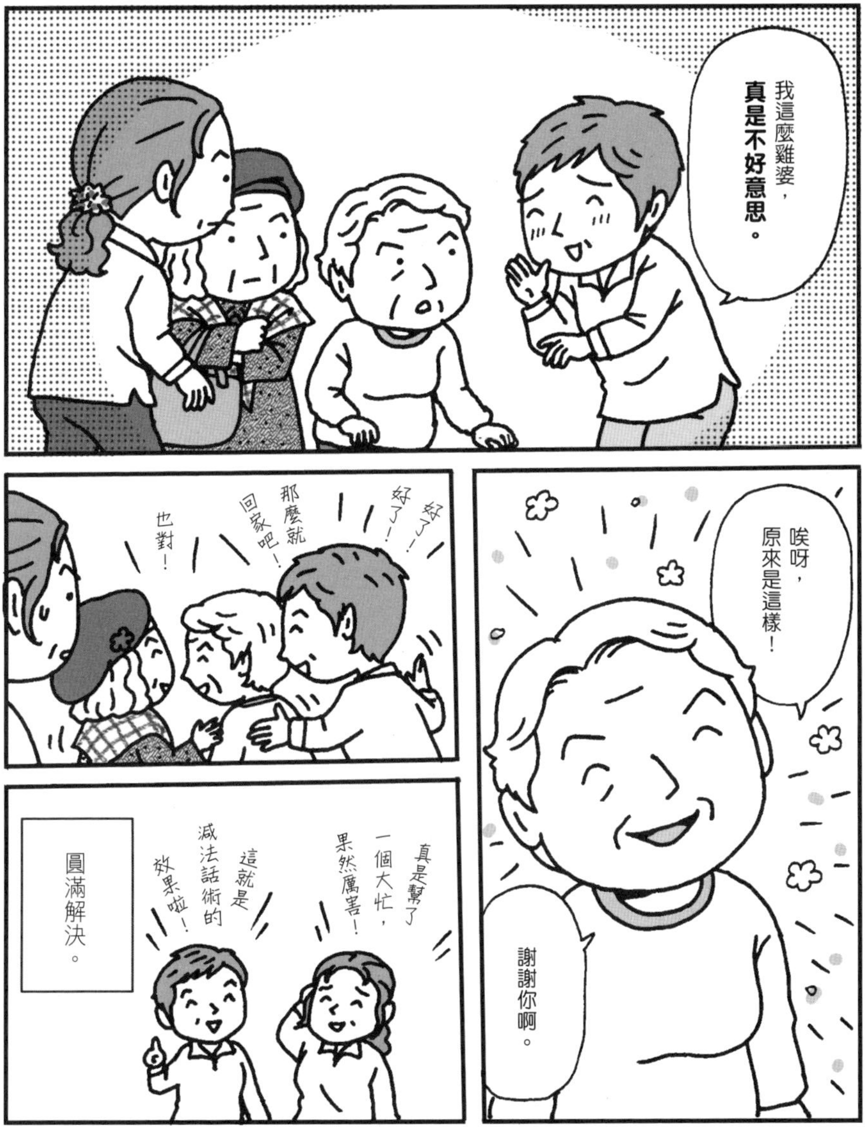
我這麼雞婆，真是不好意思。
唉呀，原來是這樣！
謝謝你啊。
好了！好了！
那麼就回家吧！
也對！
真是幫了一個大忙，果然厲害！
這就是減法話術的效果啦！
圓滿解決。

POINT

就算家屬或工作人員對她說明：「本來就沒有穿外套」，失智症患者也只是會惱羞成怒罷了。這時候，藉由無中生「有」，配合對方製造出一個理由，解釋為什麼東西不在了。為了不要煽動患者的怒氣，由照護者誠懇地說「對不起」等道歉的舉動，也是很重要的。

其他案例

●以「送洗」為藉口

再介紹一個使用和邦子女士同樣方法解決問題的案例吧。

這個案例的主角是住進照護機構裡的俊一先生（90歲）。有一天，他突然興奮地說：「聽說皇室要頒發勳章給我！因為要去見天皇，快把我的燕尾服拿來。」即便工作人員再怎麼反覆說明：「不可能啦！」他仍然堅持：「有收到邀請！」工作人員也火大了起來，就把報紙所刊載的領獎者名單擺到他面前，並試著說服：「這裡面根本沒有俊一先生的名字！」想不到，他本人不但沒有因此信服，反倒惱羞成怒起來。

另一個工作人員見狀，立刻低聲下氣地道歉：「不好意思，都是我太雞婆，把禮服拿去送洗了。不過，還來得及在領獎當天之前送回。」俊一先生聽聞後，回答：「啊！來得及的話，那就好了。」事情就這樣圓滿結束。

●製作「報失竊案」文件

絹子女士今年86歲，是一位醫師娘。不知是否因為父親和弟弟也都是醫師的緣故，明明自己並不是醫師，卻莫名地高傲自大。她們家有申請居家清潔的服務，有一次她竟然指稱：「有一只戒指不見了，一定是那個居家幫手偷的。」

絹子女士把這件事情鬧得沸沸揚揚。但是我向家屬確認過後，卻得到「根本沒有那樣的戒指……」的回應。也就是說，是絹子女士「自以為」戒指被偷了而已。

於是，我就提議「假裝向警方報案吧」。便用電腦製作出一份報案用的文件，並請她署名、蓋章。然後，對她說：「那我就把這份報案文件交給附近的派出所囉。」她似乎因此獲得滿足，從此再也沒有提起「東西被偷了」這件事。

解說

這裡列舉出一些失智症患者「妄想東西被偷」的言行舉止以及類似的案例。他們宣稱不見的東西，從錢包、寶石、存摺、拖鞋到茶杯等等都有，除了運用減法話術，還可以說：「唉呀！到底是發生了什麼事呢？」藉此轉移當事人的注意力。也可以假裝一起尋找，或者每次都用各種不同的方法，直到患者本人忘記為止。

當然，如果是東西真的不見的話，就另當別論。不過對於失智的人來說，「不見了」或是「被偷了」是既成事實，我們必須理解「他們說的就是絕對」，因此基本上在應對時盡量不要去否定他們。

但如果是說出「是居家幫手偷的！」這般針對特定人士進行攻擊的話，建議換一位幫手會比較好。

至於無法逃走的家屬該怎麼辦呢？可以試試看「因為你說壞掉，去年就丟了喔。」或者利用附近的機構和學校的名稱，採取「不是拿去義賣了嗎？」、「捐出去囉」等說法。也可以使用患者信任的人的名字，說「不是送給某人了嗎？」至於衣物的話，就可以採用「拿去送洗」這種藉口。無論如何，重點在於要盡量說成像是他本人自發性的行動。

叫嚷著「必須回哪裡／非去某處不可」

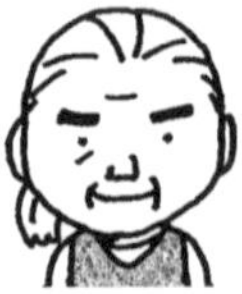

美佐子女士（79歲）

利用「工作」和「閒聊」轉移注意力

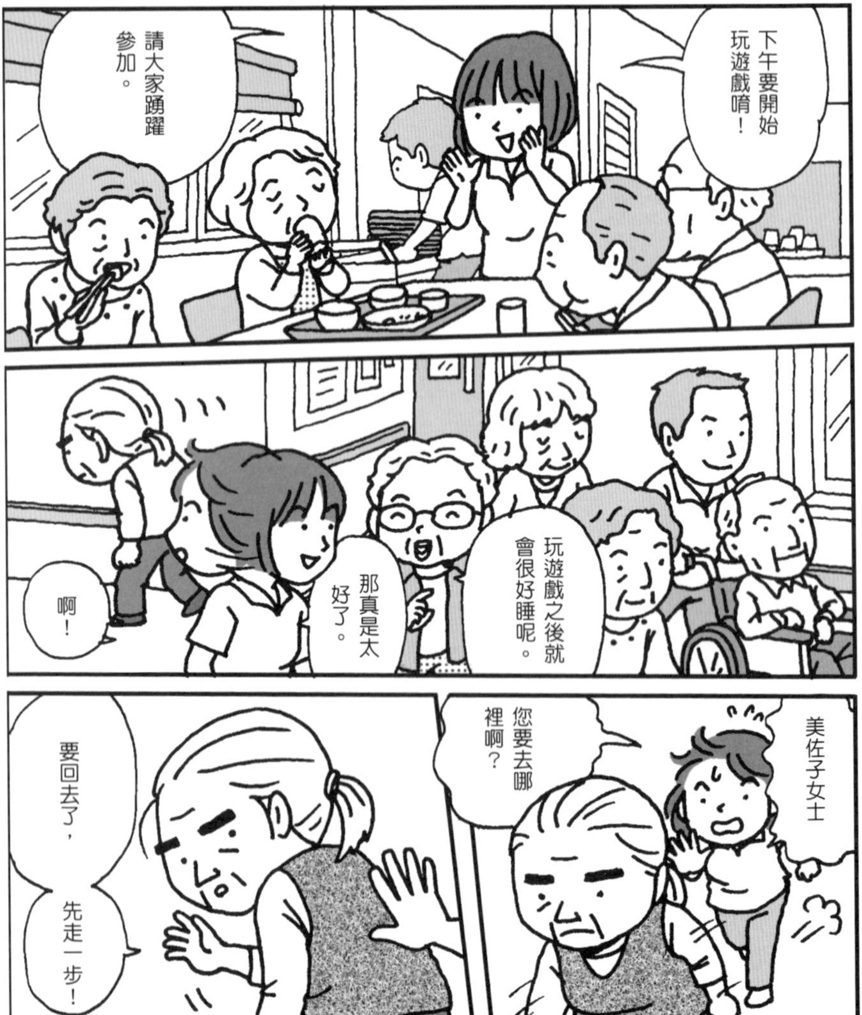

下午要開始玩遊戲唷！
請大家踴躍參加。
玩遊戲之後就會很好睡呢。
那真是太好了。
啊！
美佐子女士
您要去哪裡啊？
要回去了，先走一步！

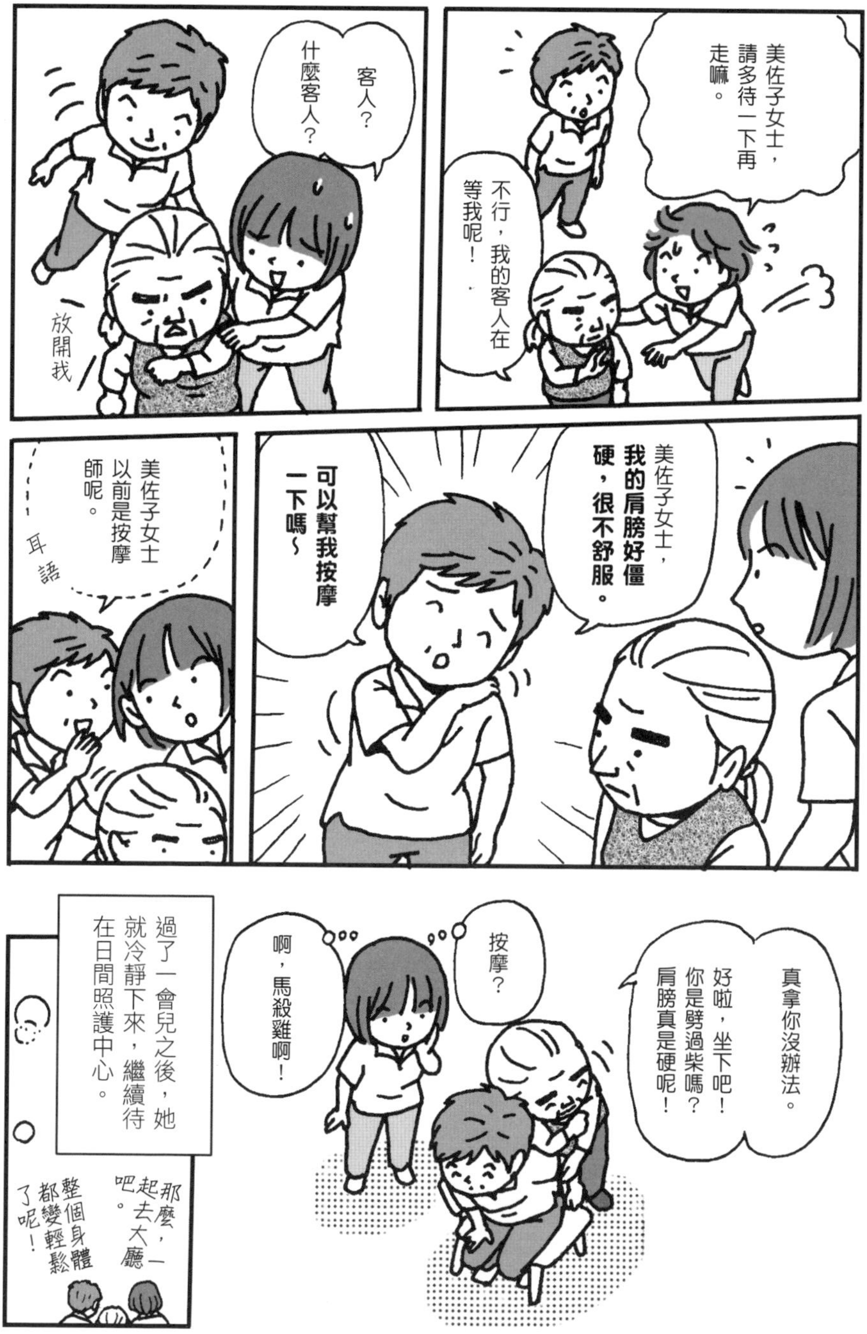
美佐子女士，請多待一下再走嘛。
不行，我的客人在等我呢！
客人？什麼客人？
放開我
美佐子女士，我的肩膀好僵硬，很不舒服。
可以幫我按摩一下嗎～
美佐子女士以前是按摩師呢。
耳語
真拿你沒辦法。
好啦，坐下吧！你是劈過柴嗎？肩膀真是硬呢！
按摩？
啊，馬殺雞啊！
過了一會兒之後，她就冷靜下來，繼續待在日間照護中心。
那麼，一起去大廳吧。
整個身體都變輕鬆了呢！

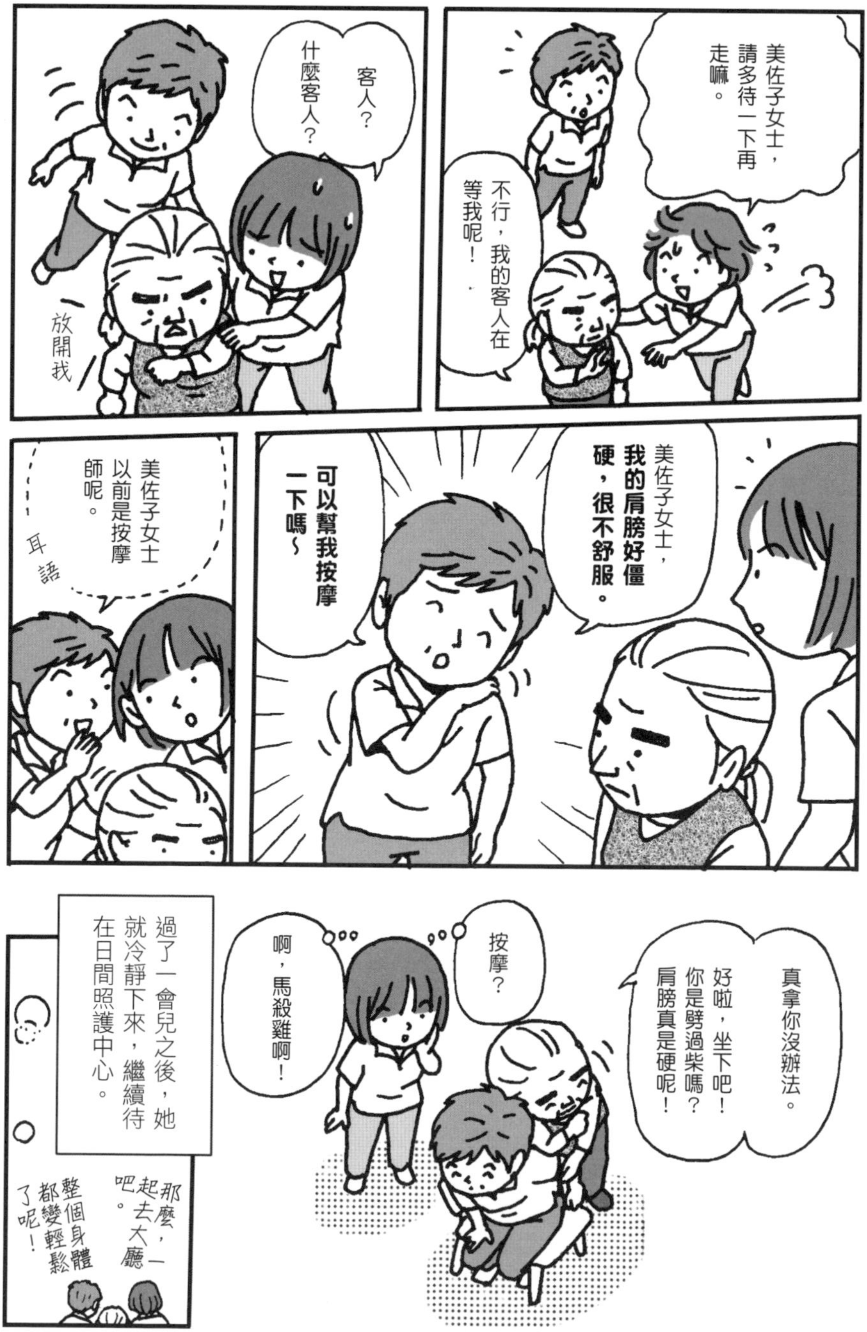

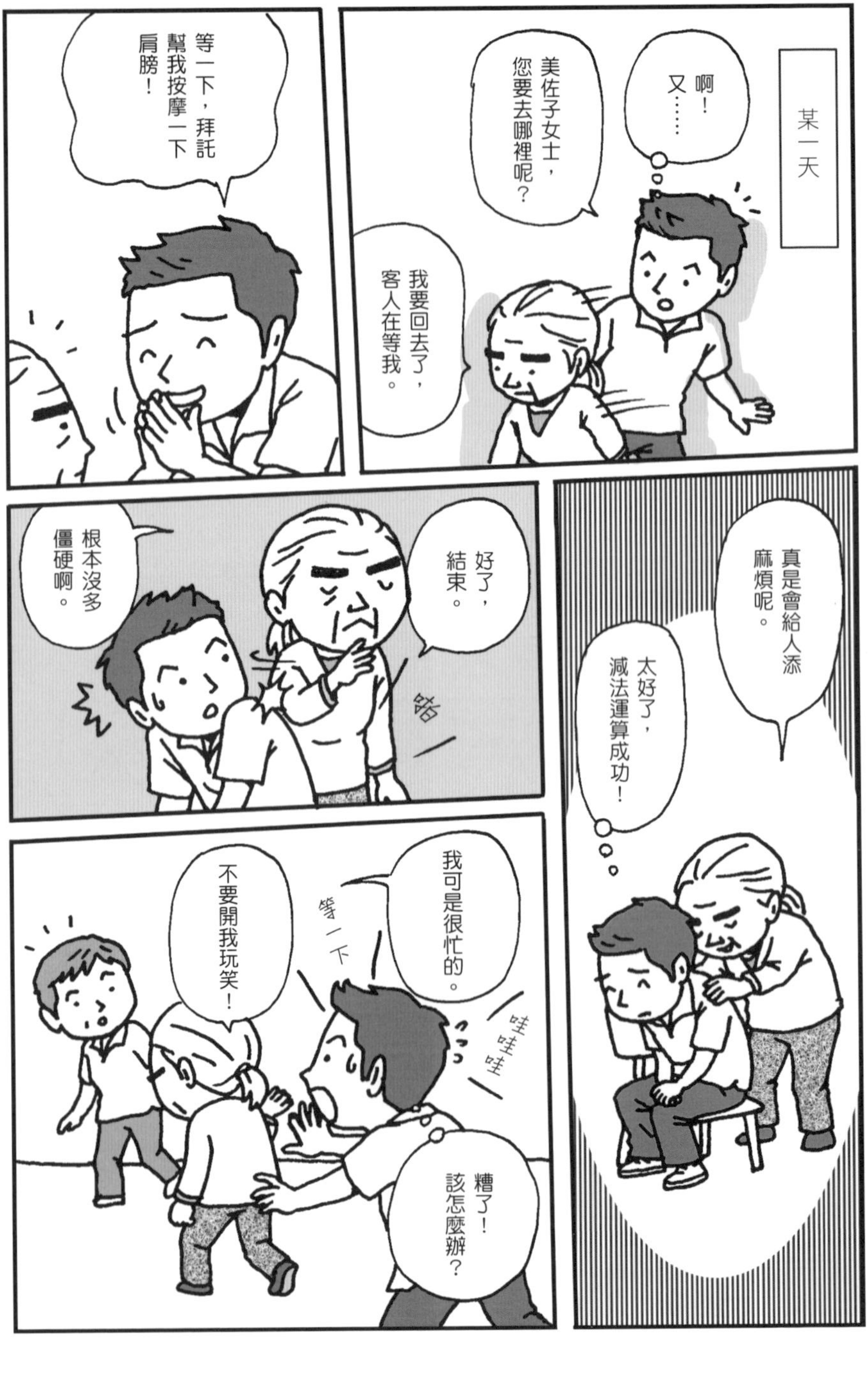
某一天
啊！又……
美佐子女士，您要去哪裡呢？
我要回去了，客人在等我。
等一下，拜託幫我按摩一下肩膀！
真是會給人添麻煩呢。
太好了，減法運算成功！
好了，結束。
根本沒多僵硬啊。
我可是很忙的。
不要開我玩笑！
等一下
哇哇哇
糟了！該怎麼辦？

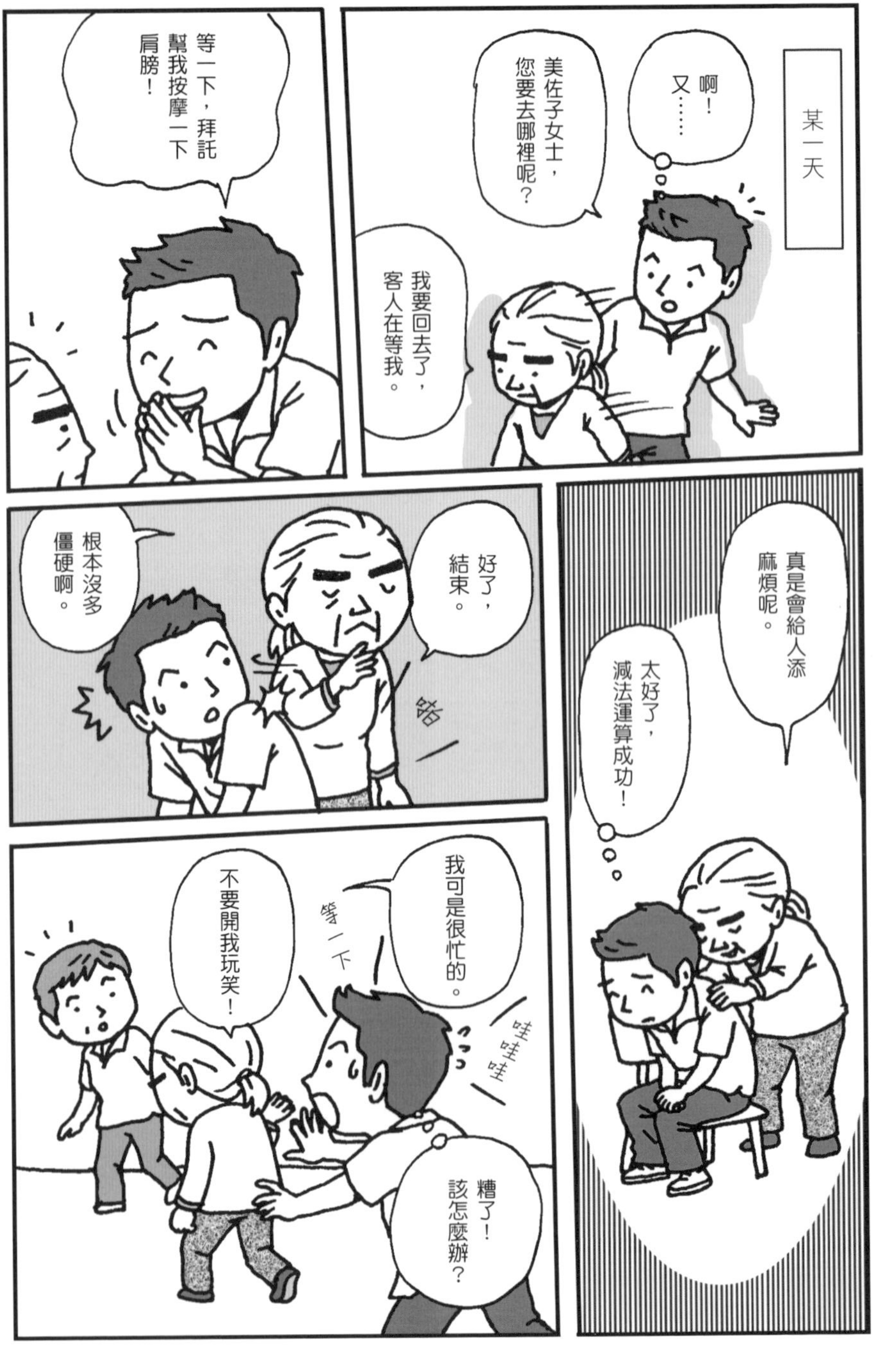

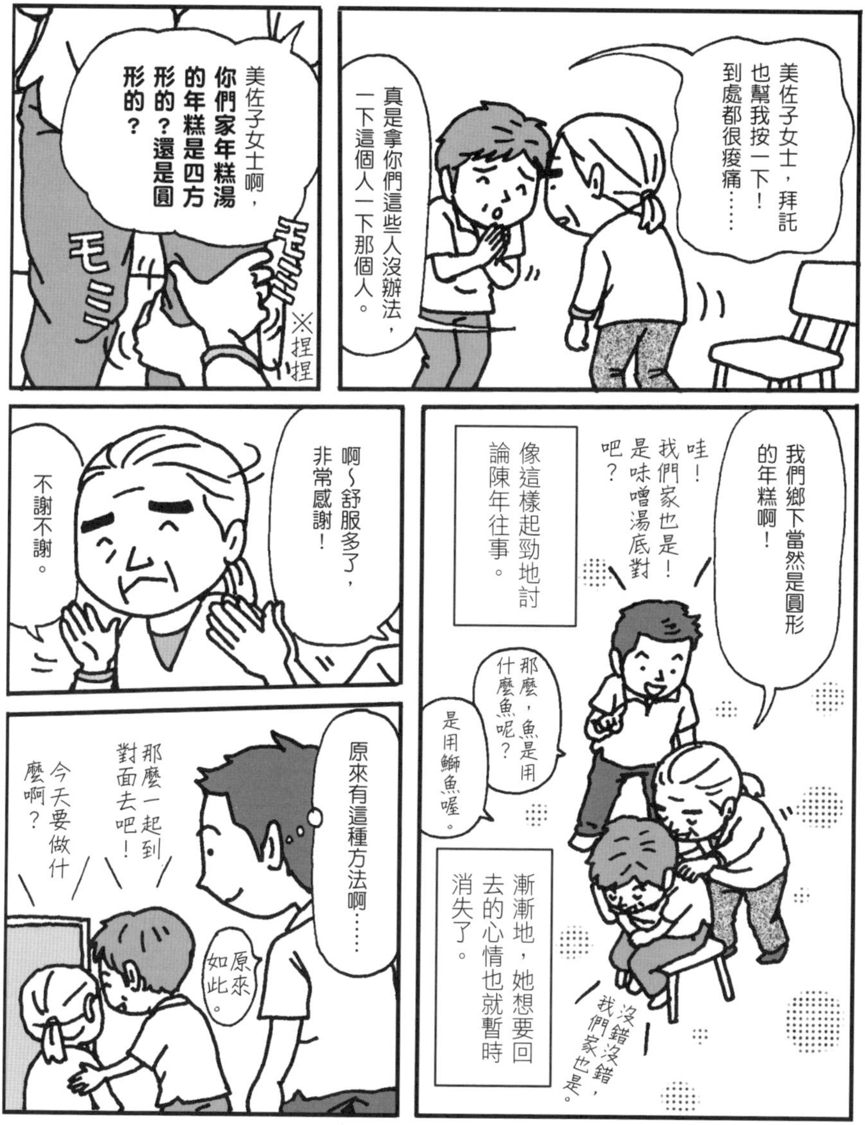
美佐子女士，拜託
也幫我按一下！
到處都很痠痛……
真是拿你們這些人沒辦法，
一下這個人一下那個人。
美佐子女士啊，
你們家年糕湯
的年糕是四方
形的？還是圓
形的？
モミ
モミ
※捏捏
我們鄉下當然是圓形
的年糕啊！
哇！
我們家也是！
是味噌湯底對
吧？
像這樣起勁地討
論陳年往事。
那麼，魚是用
什麼魚呢？
是用鰤魚喔。
漸漸地，她想要回
去的心情也就暫時
消失了。
沒錯沒錯，
我們家也是。
啊～舒服多了，
非常感謝！
不謝不謝。
原來有這種方法啊……
原來
如此。
那麼一起到
對面去吧！
今天要做什
麼啊？

POINT

這是一個利用年長者以前工作經歷的案例。當減法運算失敗時，必須要追加演戲（在這個例子中是閒聊）等各式各樣的嘗試，並且在最後用一句「謝謝」等表達感謝的話語，藉此可以讓照護者與年長者的關係變得更好。

其他案例

●配合當事人的理由

失智症患者認為「不得不回家的理由」會一變再變。

某位男性患者，一來到日間照護中心就說：「啊，有客人要來，該回去了。」本想用「好啦好啦」哄他，以為終於拉住他了，結果他又嚷嚷著「要回家去」。而下一次，他則改口說：「今天要去醫院。」跟先前的理由完全不一樣。

會這樣變來變去，是因為他已經忘記自己之前所講的事。請不要嫌麻煩，著手思考搭配那項理由的減法話術吧。譬如，患者如果說：「客人要來了，所以我想回家。」可以回應：「就在剛剛，客人打電話來說會晚點到」或是說：「我們會開車送您回去，在等待的時間裡，請先喝杯茶吧。」然後真的端一杯茶來並和他閒聊。基本上，過一下子他就會忘記了。

●張貼「公告」應對

照護者通常都很忙碌，不見得可以無時無刻地陪伴在年長者身邊。以自家照護為例，總是有不得不移開注意力去做其他事，像是買東西、準備食物等等的時候，這些都是無法避免的。

這時候，可以使用「張貼公告」的方式。例如，在我所任職的日間照護中心裡，必要時會在入口的門上貼個大大的「故障」兩字，如此一來，年長者們就會認為故障了所以打不開，便不會隨意地從這裡出去。有時候，明明有貼上這張紙，卻有工作人員忘記關上門，結果，有一位患有失智症的年長者便在門前喃喃自語：「真是的，故障了卻打開著，真是傷腦筋啊。」

在第二章中已經說明過如何運用公告的技巧，在這裡再次提醒重點：上頭的字要盡量簡潔，以及不要使用外來語。

解說

失智症患者常常一出門就忘了怎麼回家，雖然大家都希望避免發生這種事，但是對家屬來說，根本不可能一天二十四小時都跟在患者身邊。因此建議，可以讓年長者攜帶寫有姓名與聯絡方式的小卡，以防萬一。

可是，有些年長者會認為「不要把我當笨蛋！」並拒絕。這個時候，無論如何都要準備一張類似身分證的卡片讓他帶在身上，可以假借「最近銀髮族的事故越來越多，所以警方呼籲70歲以上的人要隨身攜帶這樣的卡喔！」諸如此類的理由。

或者單純做成名牌，縫在衣服上也是個辦法。為了不要讓名牌被隨身物品擋住、遭到撕碎等，可以固定縫在領子後面，方便他人看到。如果覺得把所有衣服都縫上名牌會耗費太多時間，可以試著使用熨斗燙上去或黏魔鬼氈等方法。

當年長者失蹤時，不要所有人都出去尋找，最好留一個人在家裡守候。因為說不定患者突然就自己回家了，也有可能會接到來自幫忙他的路人或警方的聯絡。

拒絕必要的照護

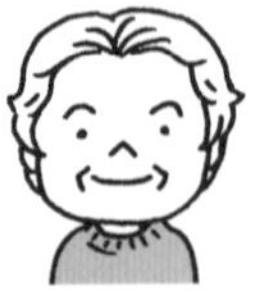

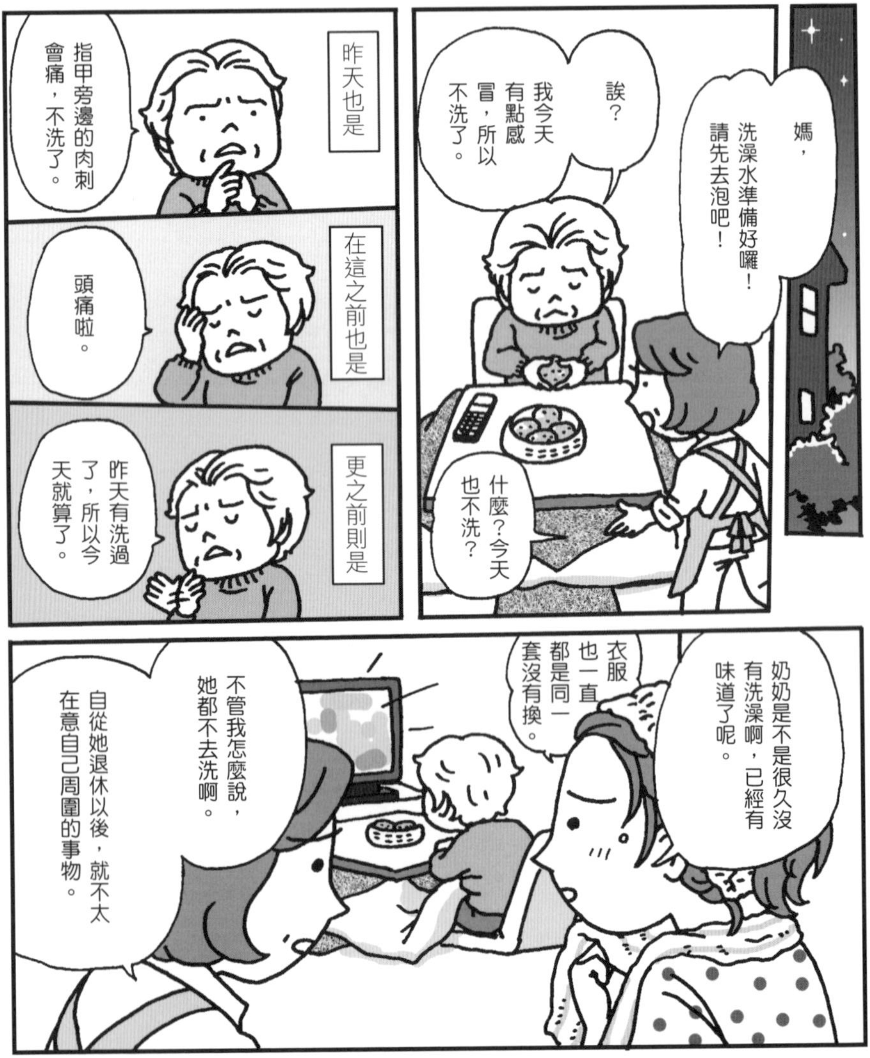

圭子女士（75歲）

以「盛裝打扮」為由誘導患者去洗澡

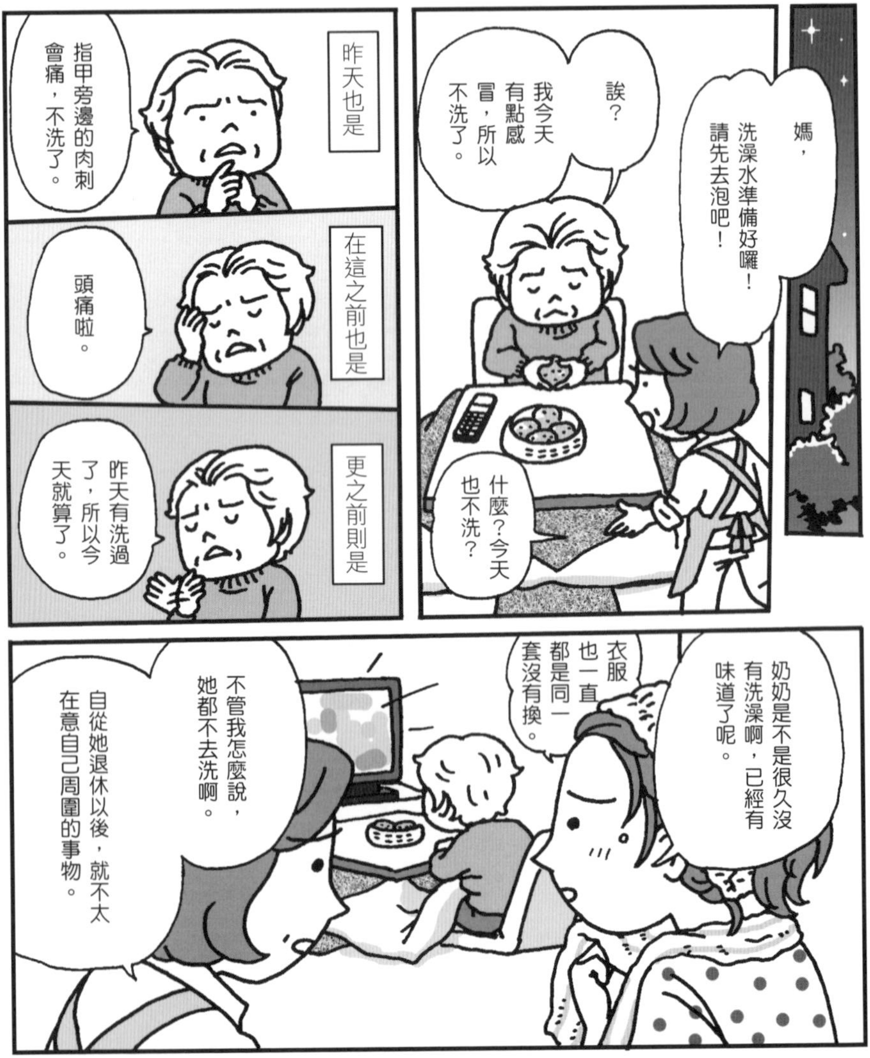

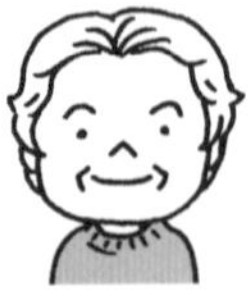

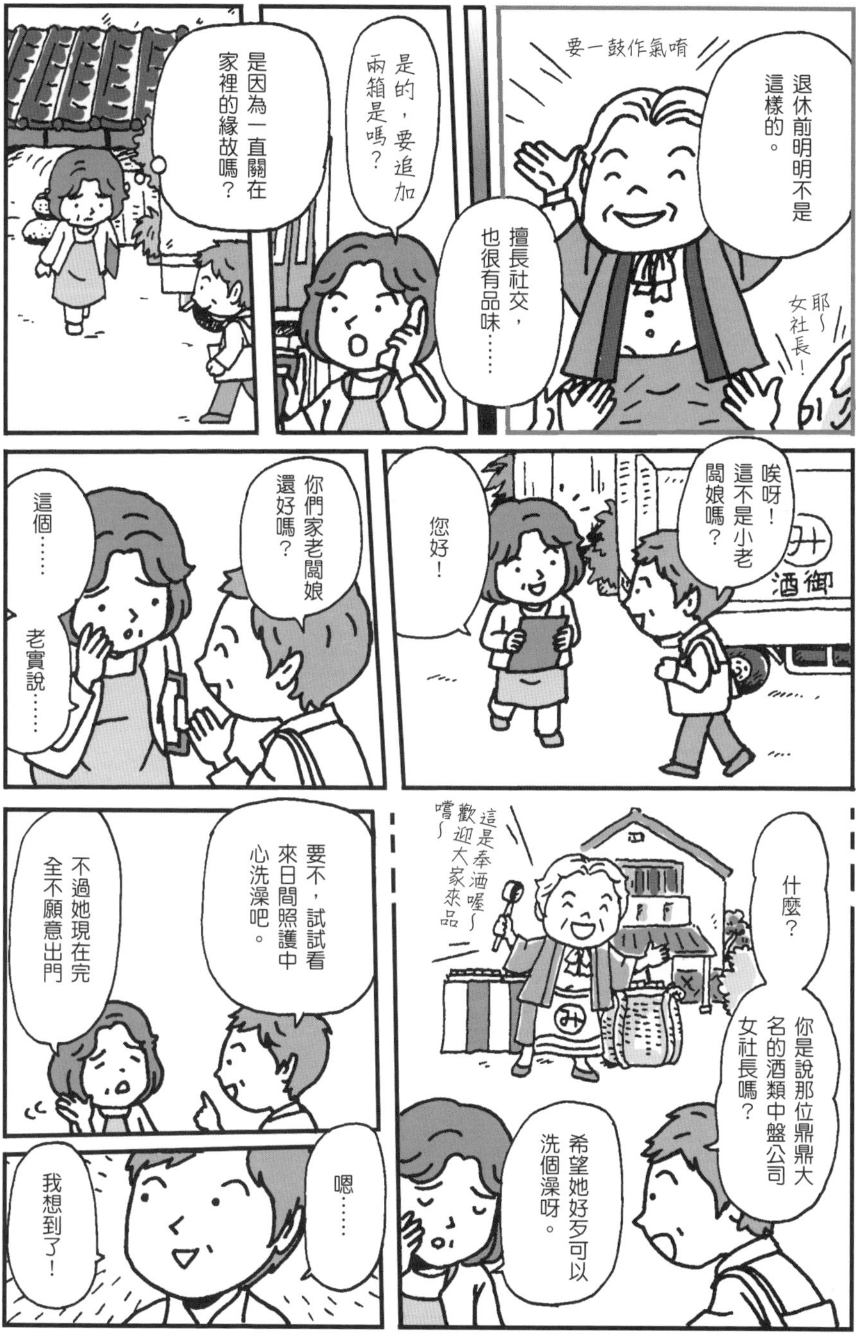
要一鼓作氣唷
退休前明明不是這樣的。
擅長社交，也很有品味……
耶～女社長！
是的，要追加兩箱是嗎？
是因為一直關在家裡的緣故嗎？
唉呀！這不是小老闆娘嗎？
您好！
你們家老闆娘還好嗎？
這個…… 老實說……
什麼？
你是說那位鼎鼎大名的酒類中盤公司女社長嗎？
這是奉酒喔～歡迎大家來品嚐～
希望她好歹可以洗個澡呀。
要不，試試看來日間照護中心洗澡吧。
不過她現在完全不願意出門
嗯……
我想到了！

編註：奉酒是指祝賀的時候拿來送人的酒，或是祭拜時獻祭的酒。

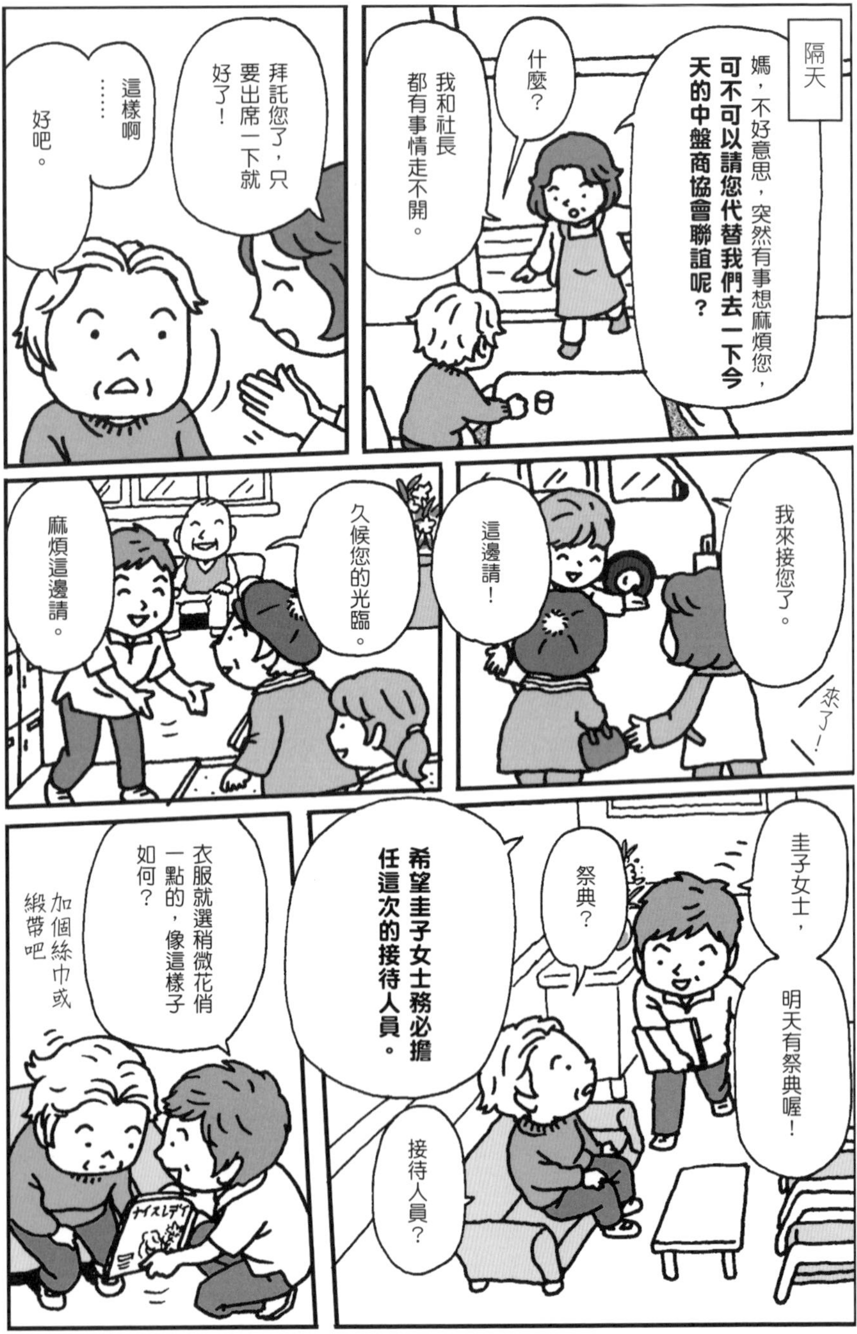

隔天
媽，不好意思，突然有事想麻煩您，可不可以請您代替我們去一下今天的中盤商協會聯誼呢？
什麼？
我和社長都有事情走不開。
拜託您了，只要出席一下就好了！
這樣啊……
好吧。
我來接您了。
來了！
這邊請！
久候您的光臨。
麻煩這邊請。
圭子女士，明天有祭典喔！
祭典？
希望圭子女士務必擔任這次的接待人員。
接待人員？
衣服就選稍微花俏一點的，像這樣子如何？
加個絲巾或緞帶吧
ナイスレディ

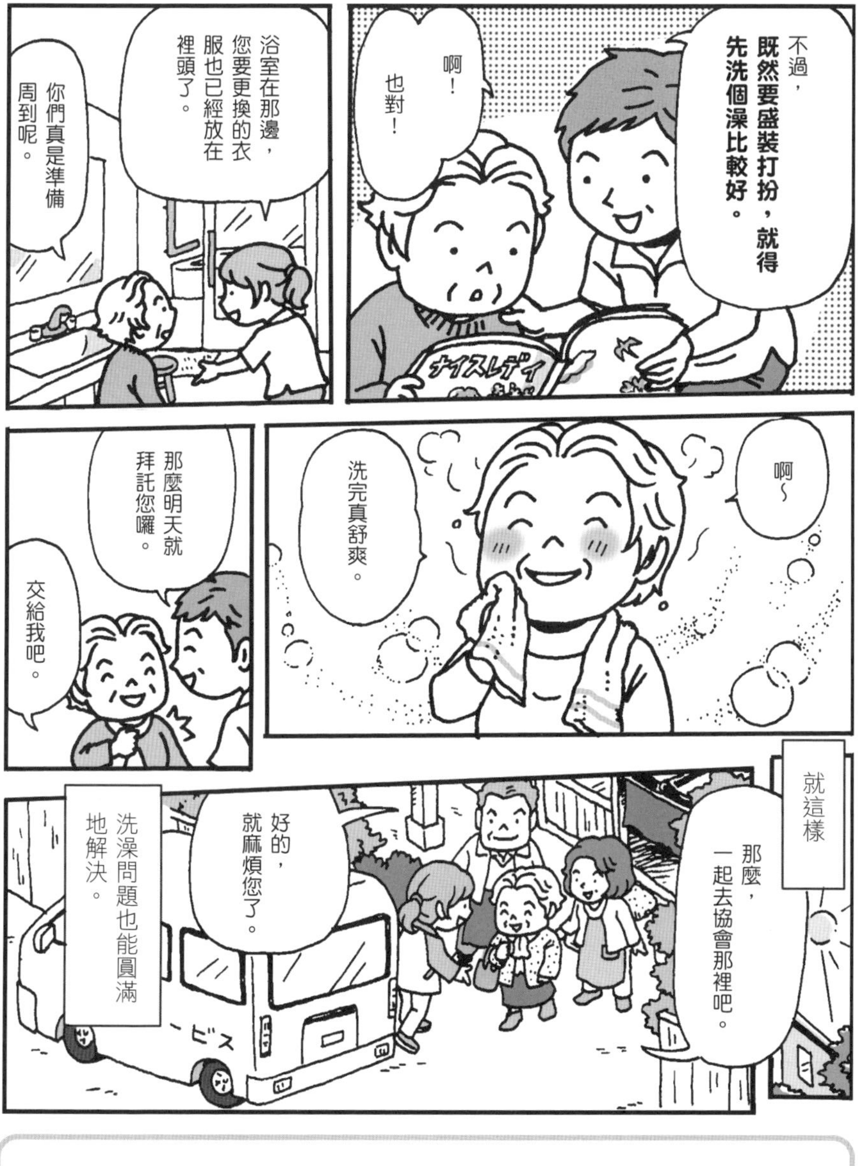
不過，既然要盛裝打扮，就得先洗個澡比較好。
啊！也對！
浴室在那邊，您要更換的衣服也已經放在裡頭了。
你們真是準備周到呢。
啊～
洗完真舒爽。
那麼明天就拜託您囉。
交給我吧。
就這樣
那麼，一起去協會那裡吧。
好的，就麻煩您了。
洗澡問題也能圓滿地解決。

POINT

把日間照護中心說成「中盤商協會的聯誼」就是減法運算的一環，誘導當事人自發性地想要去洗澡，並且使他信服，便是這個案例成功的重點。

其他案例

●借用「試用品」、「調查」等名目

榮子女士（75歲）以前是護理師，最近，如廁方面越來越不順利。由於房間內充斥著小便的臭味，經過調查之後，發現她把弄髒的內褲藏在壁櫥裡。家屬向她說明房間有異味、找到髒內褲等狀況，打算勸她穿上復健褲時，她卻勃然大怒：「你們自己不會穿啊？」她本人不但完全不記得自己有失禁的問題，也沒有把內褲藏起來的記憶，因此當遭到人家指責「尿褲子」時，自尊心就受到傷害。

於是，日間照護中心的工作人員在把薄型的復健褲拿給她看時，改說：「由於受到衛生署委託進行新產品的調查，可以麻煩您幫我們試用看看嗎？因為請護理師幫忙測試是最合適的。」她說了聲：「原來是市場調查啊」之後，便欣然地接受。這種受到委任的情境，似乎能讓她感覺受尊敬，也就不排斥了。

●告知患者有「好處」

敏雄先生（70歲）因為患有糖尿病的緣故，被醫生規定必須每天服藥。儘管本人不開心，但仍是心不甘情不願地服用。然而，自從得到失智症後，「討厭吃藥」的本性就越來越明顯，無論如何都不願意吃藥。

萬分煩惱的家屬，便把腦筋動到敏雄先生的活動假牙上，試著對他說：「這是會讓假牙更加堅固的藥喔！」結果，他就又變得願意吃藥。

在另外一位年長者的案例中，家屬則是把藥丸和色彩鮮豔的巧克力豆混在一起，對他說：「要向大家保密，偷偷地吃喔！」然後悄悄地交給他，也順利地讓他吃下藥。

除此之外，也可以把藥說成是維他命、營養保健食品等。做為減法運算的方法，「別讓大家知道（祕密）」這類型的話很有效，會給人一種「只有自己」、「被選中」的優越感。

解說

一旦罹患失智症，就變得討厭洗澡的例子相當多，除了先前所介紹的應對法之外，還有其他各式各樣的方法。譬如：①對患者說：「要在背上塗藥，所以麻煩脫掉衣服。」接著帶他走到浴室後說：「順便把褲子也脫在這裡。」藉此把他引導到浴室裡。②告訴患者：「接下來要量體重。由於要進行精密的測量，請連內褲也一起脫下。」等等。儘管多少都會遭到一些質疑，不過如果能順利引導到浴缸前的話，大部分年長者接著就會自然而然地開始洗澡。

掌握好事情的節奏，說話必須帶有自信。當遇到患者拒絕洗澡的狀況時，就把代表浴室的「風呂」、「錢湯」、「♨」等標示先拿下來吧，因為他們對這些單字和記號的記憶都已根深柢固，一看到時馬上就知道意思，很可能會進行反抗。

而針對不願意進食的患者，在進行減法運算以前，請思考一下，會不會原本給的分量就太多了？或者是因為視覺和味覺退化的關係，導致食欲不振也說不定。試著改變食物原有的樣貌，患者可能會提升意願去夾取。舉例來說，把飯做成鵪鶉蛋大小的小飯糰，然後串成一串，做成便當的樣子等，讓分量看起來比較少。也可以多下一些功夫，像是用漂亮的大盤子裝菜，讓菜色看起來比較豪華，或利用香鬆、醬料調味，使用色彩豐富的食材等，吸引他們的注意。

不願意接受必須離家的照護服務

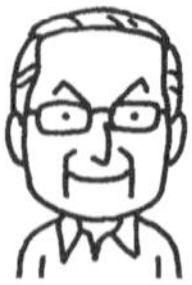

高山先生（80歲）

利用設施的高級感吸引注意力

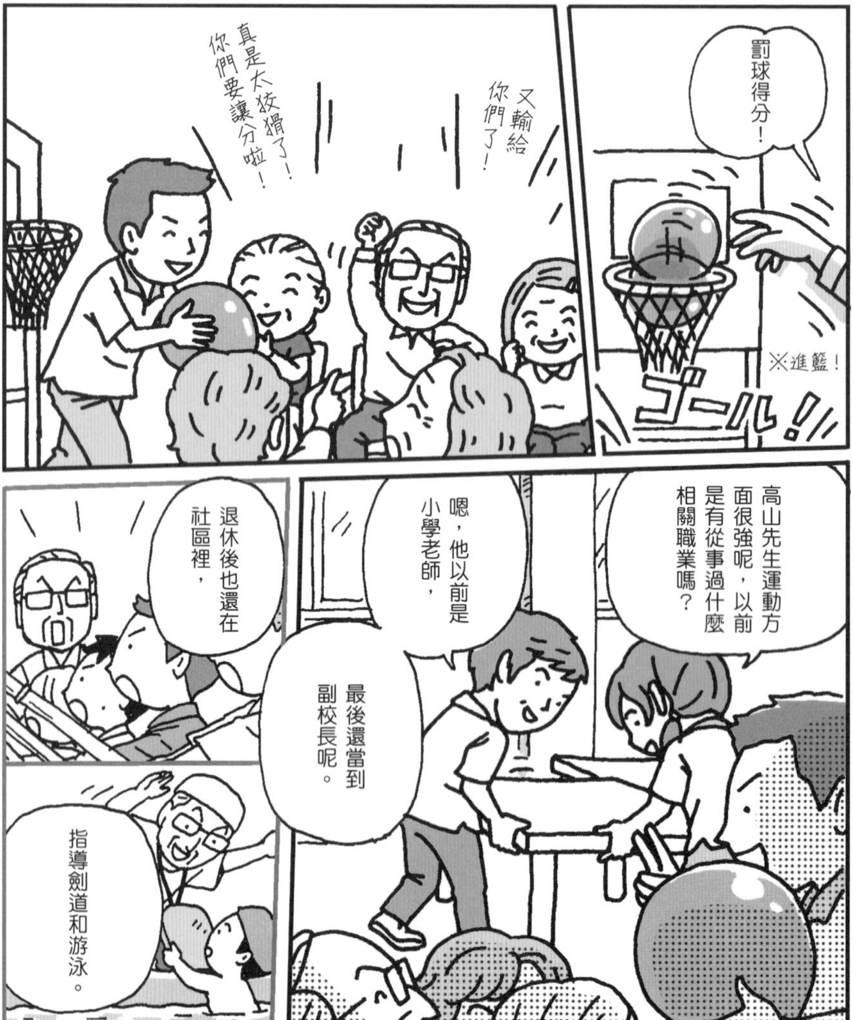
罰球得分！
ゴール!!
※進籃！
又輸給你們了！
真是太狡猾了！你們要讓分啦！
高山先生運動方面很強呢，以前是有從事過什麼相關職業嗎？
嗯，他以前是小學老師，
最後還當到副校長呢。
退休後也還在社區裡，
指導劍道和游泳。

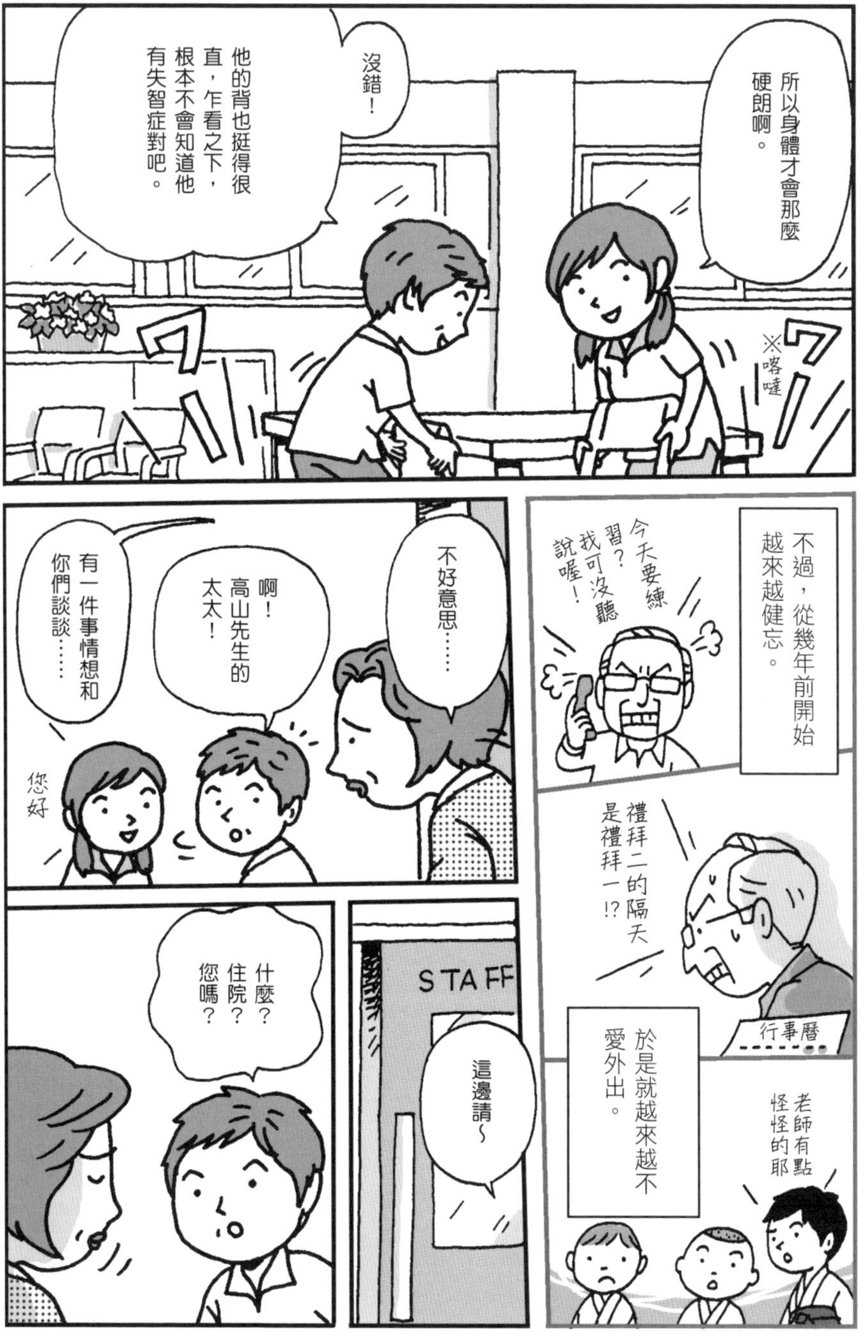
所以身體才會那麼硬朗啊。
※喀噠
沒錯！
他的背也挺得很直，乍看之下，根本不會知道他有失智症對吧。
不過，從幾年前開始越來越健忘。
今天要練習？我可沒聽說喔！
禮拜二的隔天是禮拜一!?
行事曆
於是就越來越不愛外出。
老師有點怪怪的耶
不好意思……
啊！高山先生的太太！
有一件事情想和你們談談……
您好
這邊請～
STAFF
什麼？住院？您嗎？

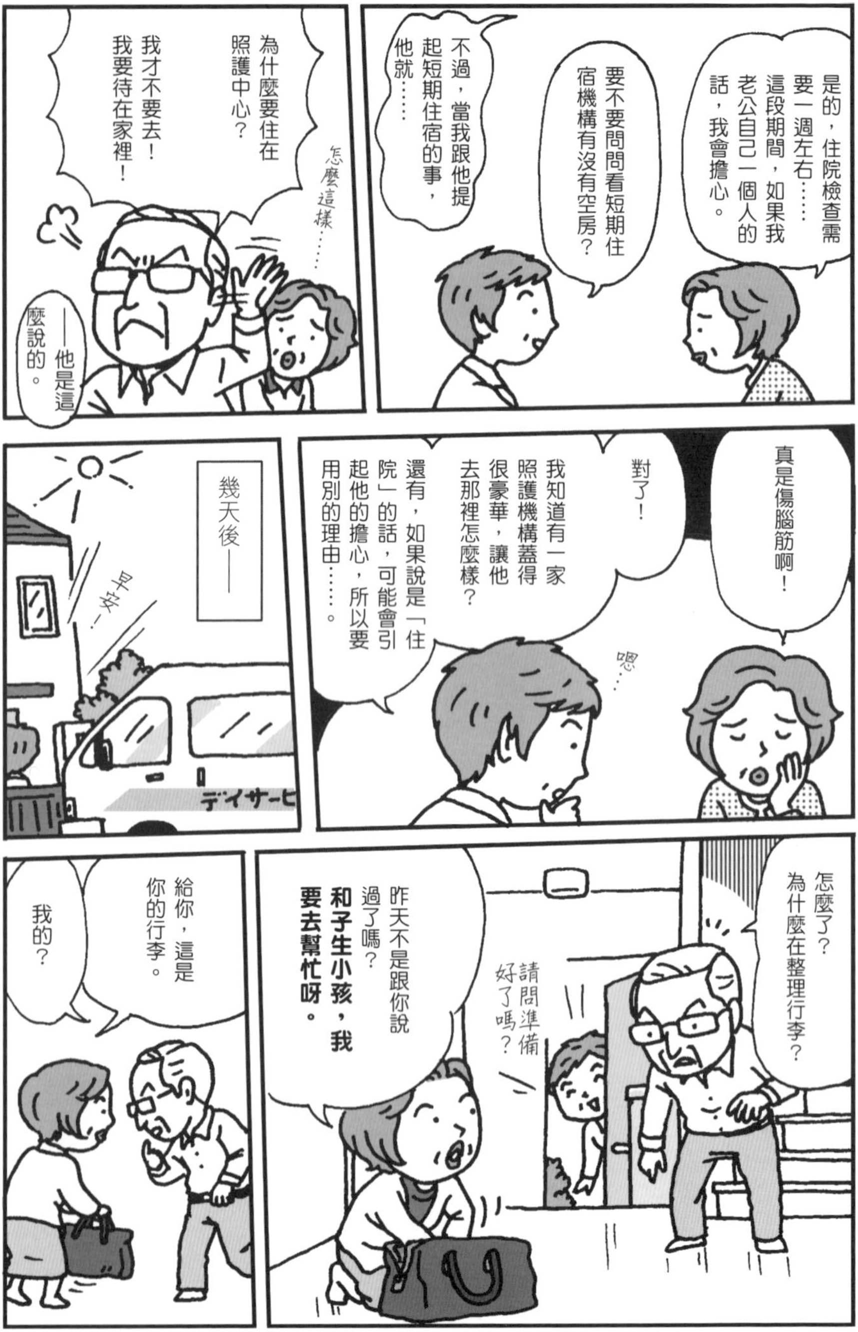
是的，住院檢查需要一週左右……這段期間，如果我老公自己一個人的話，我會擔心。
要不要問問看短期住宿機構有沒有空房？
不過，當我跟他提起短期住宿的事，他就……
怎麼這樣……
為什麼要住在照護中心？
我才不要去！我要待在家裡！
──他是這麼說的。
真是傷腦筋啊！
對了！
我知道有一家照護機構蓋得很豪華，讓他去那裡怎麼樣？
還有，如果說是「住院」的話，可能會引起他的擔心，所以要用別的理由……。
嗯……
幾天後──
早安！
デイサービ
怎麼了？為什麼在整理行李？
請問準備好了嗎？
昨天不是跟你說過了嗎？
和子生小孩，我要去幫忙呀。
給你，這是你的行李。
我的？

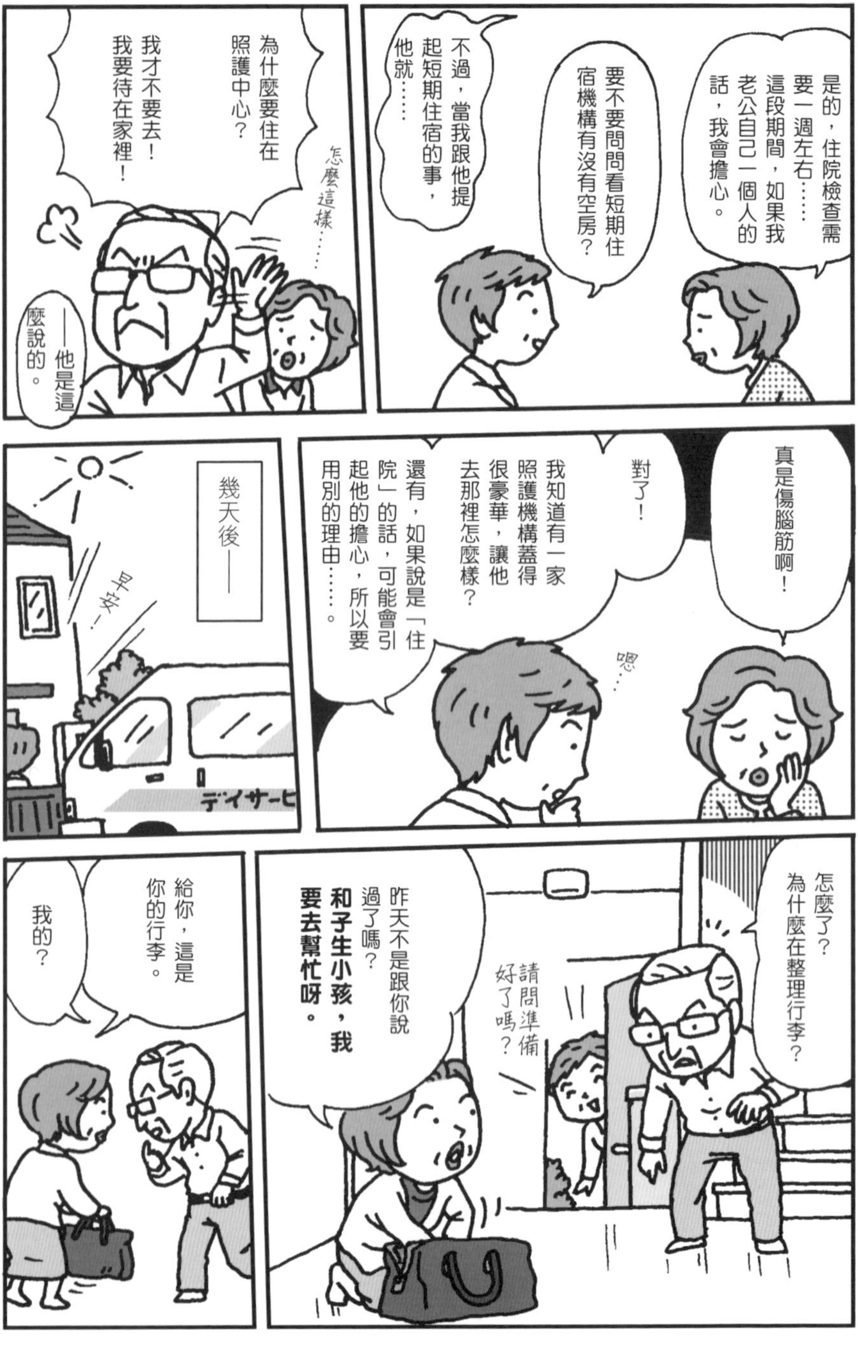

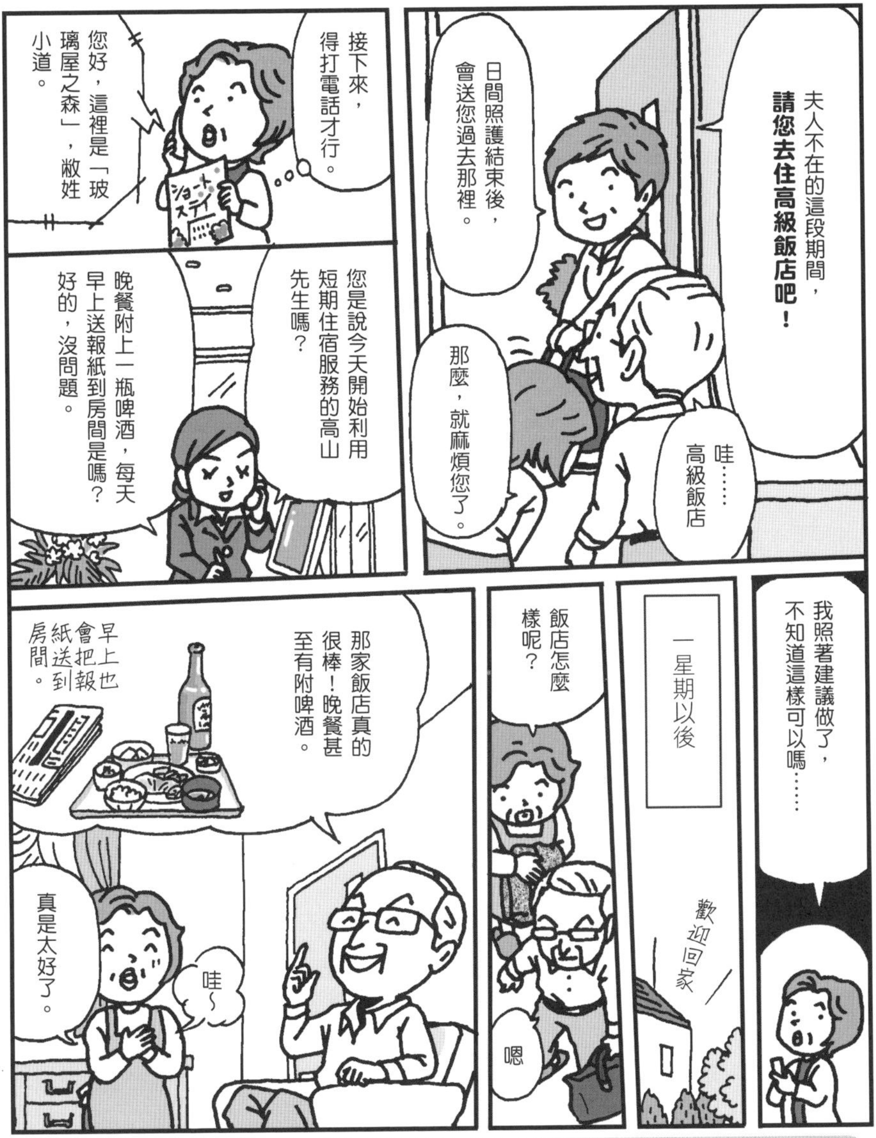
夫人不在的這段期間，**請您去住高級飯店吧！**
日間照護結束後，會送您過去那裡。
哇……高級飯店
那麼，就麻煩您了。
接下來，得打電話才行。
您好，這裡是「玻璃屋之森」，敝姓小道。
您是說今天開始利用短期住宿服務的高山先生嗎？
晚餐附上一瓶啤酒，每天早上送報紙到房間是嗎？好的，沒問題。
我照著建議做了，不知道這樣可以嗎……
一星期以後
歡迎回家
飯店怎麼樣呢？
嗯
那家飯店真的很棒！晚餐甚至有附啤酒。
早上也會把報紙送到房間。
哇~
真是太好了。

POINT

這是一個把短期住宿機構說成「高級飯店」，使患者會想去的成功案例。事先向機構打點好就可以了。另外，如果對患者說自己要去「住院」的話，會令他們感到不安，因此可以使用「協助生產」、「參加法會」等說詞，想一些不會讓患者擔心的理由，這點也很重要。

其他案例

●拜託當事人做合適的工作

這是以前曾擔任護理師的美津子女士（79歲）的案例。我們以日間照護中心需要護理師，但因故無法雇用到人手為由，拜託她能不能前來當志工。

一開始我們遭到了拒絕，不過，在多次請託之後，她便鬆口：「如果我這一把年紀也能夠幫上忙的話……。」並同意前來。我們接著對她說：「如果只讓您免費工作會很不好意思，至少讓我們開車接送和為您準備午餐。」這也是方便未來我們去她家接送的話術。

像這樣，準備好配合病患本人生活寫照的合適工作，讓當事人願意前往照護機構，並使其成為「感謝的源頭」。另外，像是接送或餐點等，只要再和其他的元素產生連結就不會被懷疑，例如運用「志工可以免費洗澡」等理由。讓所有的照護服務產生關聯性，如此便能一舉數得。

●配合患者的幻覺

志摩女士（78歲）因為行為舉止越來越奇怪，而被家屬帶去醫院檢查，在接受專業醫師的診斷後，發現罹患了路易氏體失智症。由於她是柏青哥（小鋼珠）的狂熱粉絲，我便把日間照護中心說成是「柏青哥同好會」，藉此邀請她來。想不到，她竟然說：「我哪裡也不能去。」

我注意到她不是說「不去」，而是「不能去」，便追問她「為什麼呢？」她一邊微笑一邊回答：「因為家裡有鬼。」我靈機一動回她說：「鬼也可以一起來唷。」她便很開心地說：「真的可以嗎？」從此以後，就和那名鬼一起開心地往返於柏青哥同好會（日間照護中心）。

罹患路易氏體失智症的人，具有看到不存在事物的病症，也就是所謂「視幻覺」的症狀。與他們應對時，建議順著他們說的話，才能比較順利達成目的。

解說

雖然在照護保險制度下，也可以利用自家以外的照護服務，不過懷抱不安情緒的失智症患者，通常不太願意外出。要讓他們離開家裡，首先必須消除他們的不安。因此，掌握當事人的興趣、工作、堅持等「生活寫照」，並使用減法運算，是非常重要的技巧。

從高山先生的案例來看，在高山太太住院檢查的一個禮拜期間，必須確保他的安全。可是，如果直接對他說是要住進照護機構，恐怕會造成不安，導致患者混亂。因此，以「障眼法」讓他住進「高級飯店」。

對於那些要開始利用日間照護中心的患者，為了使他們心安，起初可以讓家屬陪同搭乘接送專車。抵達後，陪伴一、兩個小時基本上就足夠了，大部分的人都會就此放心。

而路易氏體失智症是一種可以「看見不存在的事物，感受到不存在的人」的疾病。由於志摩女士認為她和鬼同住，所以不能就這樣把他們分開，如果希望她前來照護機構的話，當然也要讓鬼一起來。

執著於危害健康與安全的行為

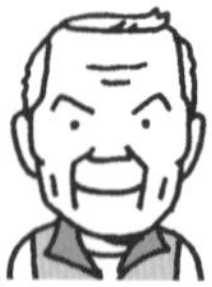

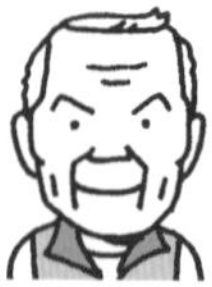

阿茂先生（80歲）

張貼有權威性的公告
禁止駕駛汽機車

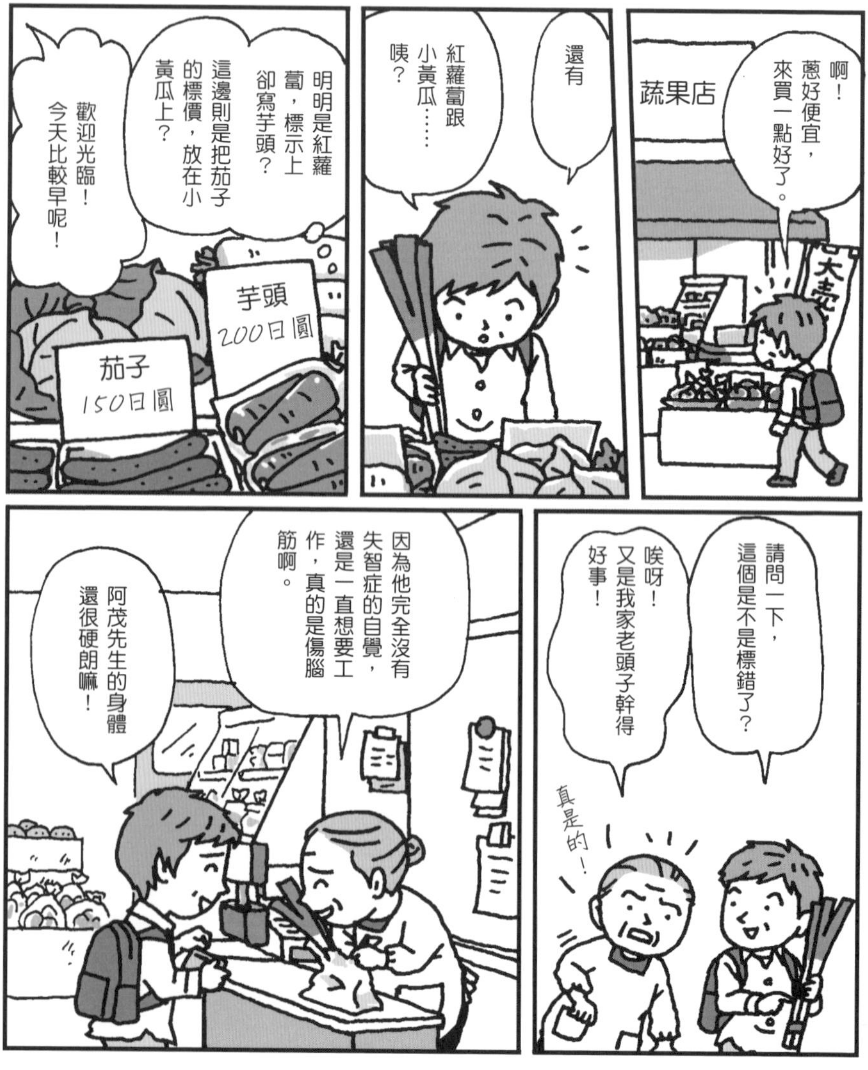

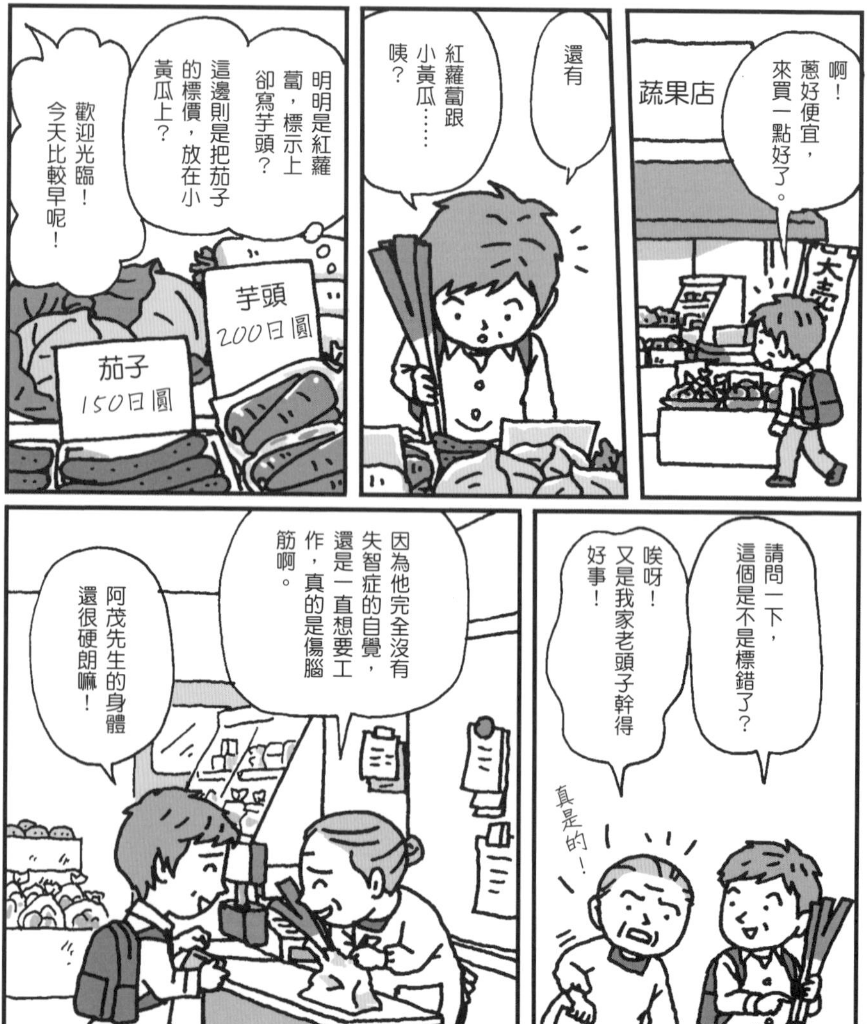

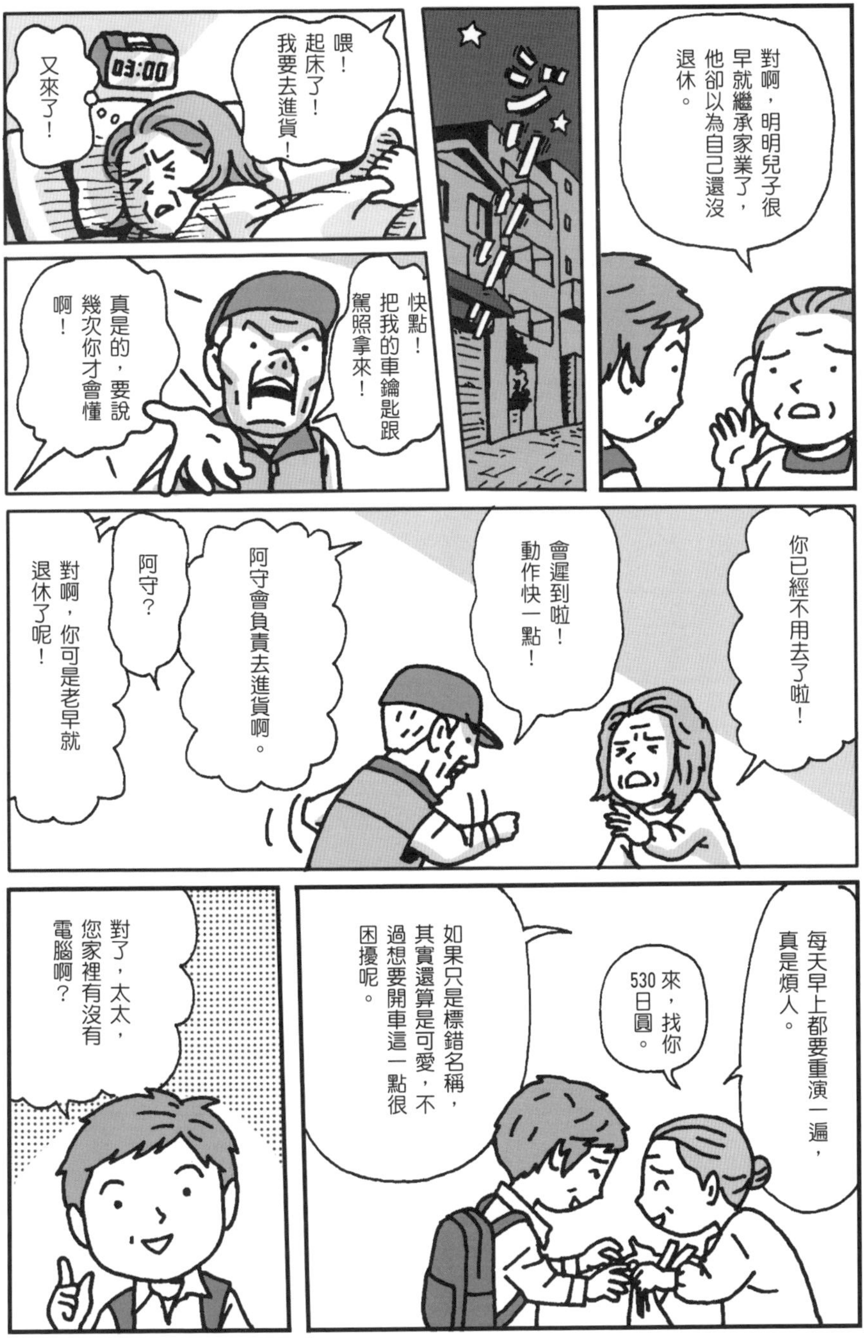
對啊，明明兒子很早就繼承家業了，他卻以為自己還沒退休。
喂！起床了！我要去進貨！
03:00
又來了！
快點！把我的車鑰匙跟駕照拿來！
真是的，要說幾次你才會懂啊！
你已經不用去了啦！
會遲到啦！動作快一點！
阿守會負責去進貨啊。
阿守？
對啊，你可是老早就退休了呢！
每天早上都要重演一遍，真是煩人。
來，找你530日圓。
如果只是標錯名稱，其實還算是可愛，不過想要開車這一點很困擾呢。
對了，太太，您家裡有沒有電腦啊？

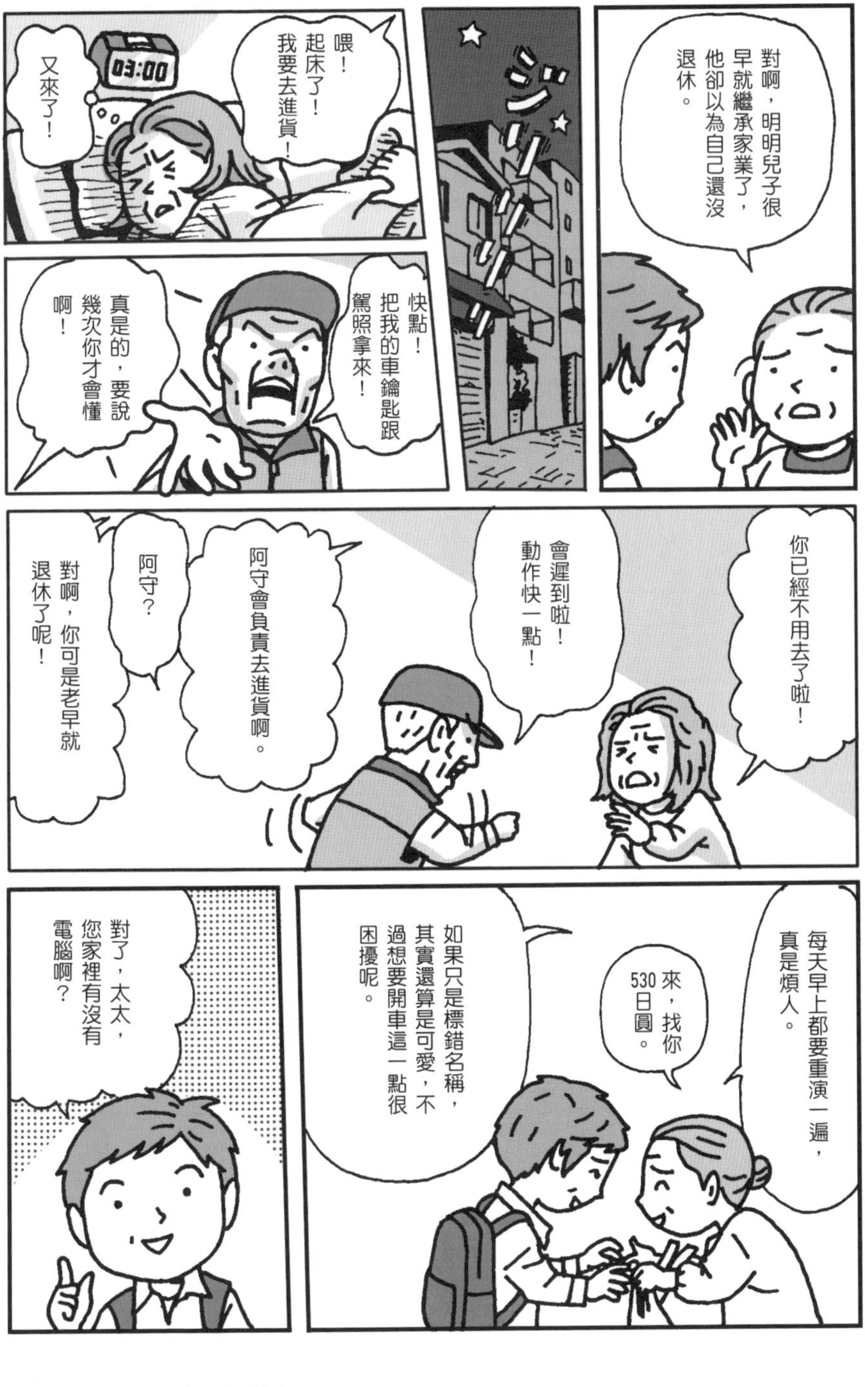

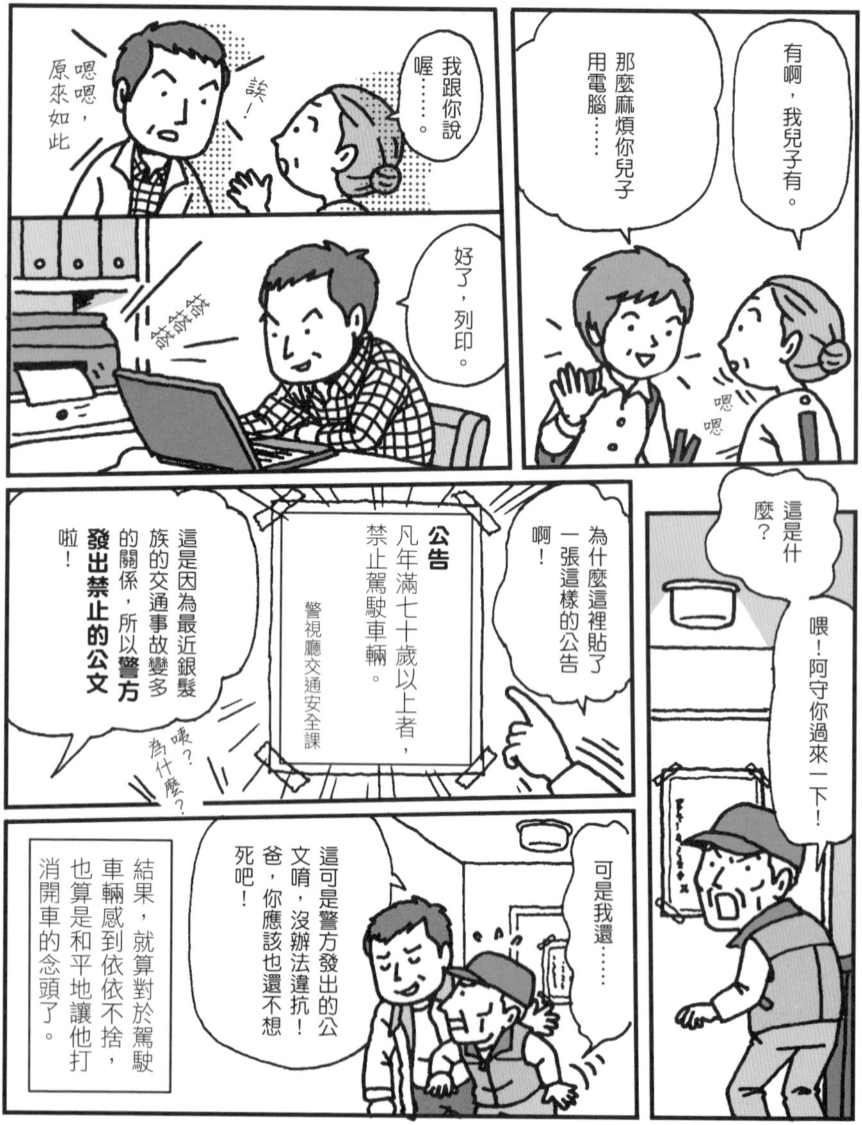
有啊，我兒子有。
那麼麻煩你兒子用電腦……
嗯嗯
我跟你說喔……。
誒！
嗯嗯，原來如此
好了，列印。
嗒嗒嗒
這是什麼？
喂！阿守你過來一下！
為什麼這裡貼了一張這樣的公告啊！
公告
凡年滿七十歲以上者，禁止駕駛車輛。
警視廳交通安全課
咦？為什麼？
這是因為最近銀髮族的交通事故變多的關係，所以**警方發出禁止的公文**啦！
可是我還……
這可是警方發出的公文唷，沒辦法違抗！爸，你應該也還不想死吧！
結果，就算對於駕駛車輛感到依依不捨，也算是和平地讓他打消開車的念頭了。

POINT

讓失智症患者駕駛車輛，很有可能會引發交通事故，無論如何都要阻止他們，這就是利用張貼公告的成功案例。重點就是要靈活應用「警察」這樣的「權威」，所以必須製作出「相似度高」的文件，因此不能隨便用手寫，必須用電腦製作印出。

其他案例

●擔心患者用火

失智症患者在生活中，最容易衍生出問題的就是火源。某一次演講的時候，有人問我：「有一位獨居的年長者，由於聽力退化，電鈴常常沒聽到，電話也不接。很擔心他獨自在家用火會有危險，請問該怎麼樣才好？」

遇到這種情形，首先我會把瓦斯的控制閥關掉，讓他們無法使用火。

但是，也有一些失智症患者仍然保有控制閥位置的身體記憶，會自然而然伸手去打開。這時候，可以在周圍放上磚頭，把控制閥完全藏起來。在一些案例中，患者本人甚至會打電話給瓦斯公司，要求派人員「前來修理」，因此有必要的話，建議先向相關人員詳細說明原委，事先打過照面會比較好。

●讓患者成功戒菸

俊夫先生（80歲）是菸癮非常誇張的老菸槍，儘管罹患了失智症，仍然菸不離手。由於越來越無法控制火，家屬曾試著阻止他抽菸，但他反而躲起來抽，造成反效果。

這個時候，我請他的家屬採取以下策略。首先，把家裡所有的香菸和相關物品（打火機、菸灰缸等等）通通藏起來。如果他本人問起：「我的菸呢？」就回答他：「你自己當初說『抽煙對身體不好』，早在10年前就戒了不是嗎？你在做夢啊？」俊夫先生聽聞後就說：「是喔，我戒菸了啊！」當場信服。

雖然過沒多久，他又會說出「給我菸啦！」的要求，但仍用先前的說詞去回答，這樣重複個幾次，逐漸地他就不會再抽菸了。

其他案例

●用擬真酒減少飲酒量

康夫先生（71歲）是家屬口中的「酒精中毒者」，在家裡從一早就會嚷嚷著：「有沒有酒啊？」跟家人要酒喝。到日間照護中心時，也會把午餐當作下酒菜，並且說「想喝酒」。他的健康實在令人感到憂心。

因此，我們想出了運動飲料加檸檬這個方法。在運動飲料中擠進幾滴檸檬汁，再加入冰塊後端給他，並對他說：「不好意思！現在只有檸檬燒酎，先用這個解解饞吧。現在正要去買酒來。」如此一來，康夫先生也會喝得津津有味。

可能因為看起來跟真的沒有什麼不一樣，會形成一種真的有喝到酒的錯覺，滿足了康夫先生的願望。同時，也請家屬把家中的所有酒類清掉，從此他便不再碰酒。

順帶一提，也有人會在運動飲料中加入幾滴醬油，當成「擬真威士忌」來控制飲酒量。

●防止患者誤食

阿松女士（75歲）非常喜歡狗。在自家時，會和愛犬奇羅一起共進餐點，不過她似乎越來越無法區別哪些東西可以吃，哪些不能吃，變得連狗食都會不小心吃下去。

在和家屬討論過後，利用「和奇羅一起去吃好料」這樣的藉口，讓她每週來日間照護中心三次。但是，真的攜帶寵物前來的話實在不太好，便假借奇羅生病，運用「要送奇羅去醫院」這樣的說詞，只讓阿松女士坐上接送的專車。當她開始因「奇羅不在身邊」而感到不安時，照護人員就會對她說：「我想牠應該快要回來了。」以此分散她的注意力，並漸漸地習慣「奇羅不在身邊是理所當然」的狀態，後來她便沒有再提起。

另一方面，在家裡也把奇羅吃的狗食，換成人跟狗都可以吃的食品，便能製造出不會誤食的環境。

解說

除了前面介紹過的危險因子之外，廁所也是個重點。很多年長者是活在以蹲式馬桶為主流的時代，一旦罹患了失智症，以為「回到從前那個時代」，結果就會蹲在馬桶上如廁。若是不小心腳一滑，就容易跌倒、骨折等等，因此必須提防他們如廁時的姿勢。

針對防止火災這一點，家屬常常會提出換成電磁爐這樣的主意，不過對大多年長者來說，很難習慣使用新的東西，可能就無法確實用餐。如果是在自家照護的話，建議可以考慮利用送餐服務、居家幫手等。

另外，對於會直接拿生肉或冷凍食品來吃的患者，可以在冰箱上貼一張寫著「危險！油漆未乾」等的公告。但是，為了避免他們誤食，基本上還是只有①周圍什麼都不要放（清空周圍環境）、②隨時緊盯著患者，這兩條辦法。如果這兩項無法同時做到的話，建議考慮讓患者去專門機構吧。畢竟誤食這樣的危險情形，光靠減法運算不見得百分之百能夠杜絕，所以請務必留意。

不讓照護者進入家門

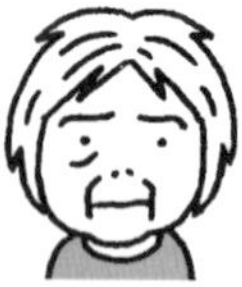

阿鈴奶奶（80歲）

利用信賴人物的名號降低防備心

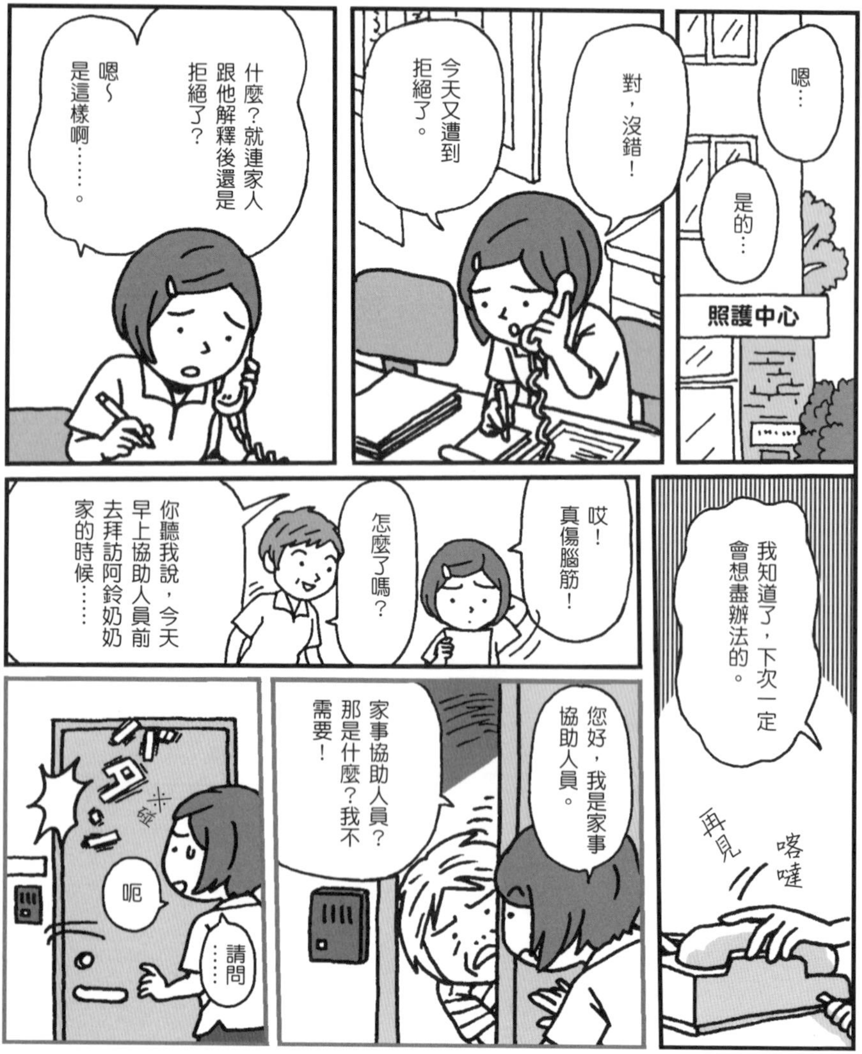

嗯……
是的……
照護中心
對，沒錯！
今天又遭到拒絕了。
什麼？就連家人跟他解釋後還是拒絕了？
嗯～是這樣啊……。
我知道了，下次一定會想盡辦法的。
再見
喀嗟
哎！真傷腦筋！
怎麼了嗎？
你聽我說，今天早上協助人員前去拜訪阿鈴奶奶家的時候……
您好，我是家事協助人員。
家事協助人員？那是什麼？我不需要！
碰
呃
請問……

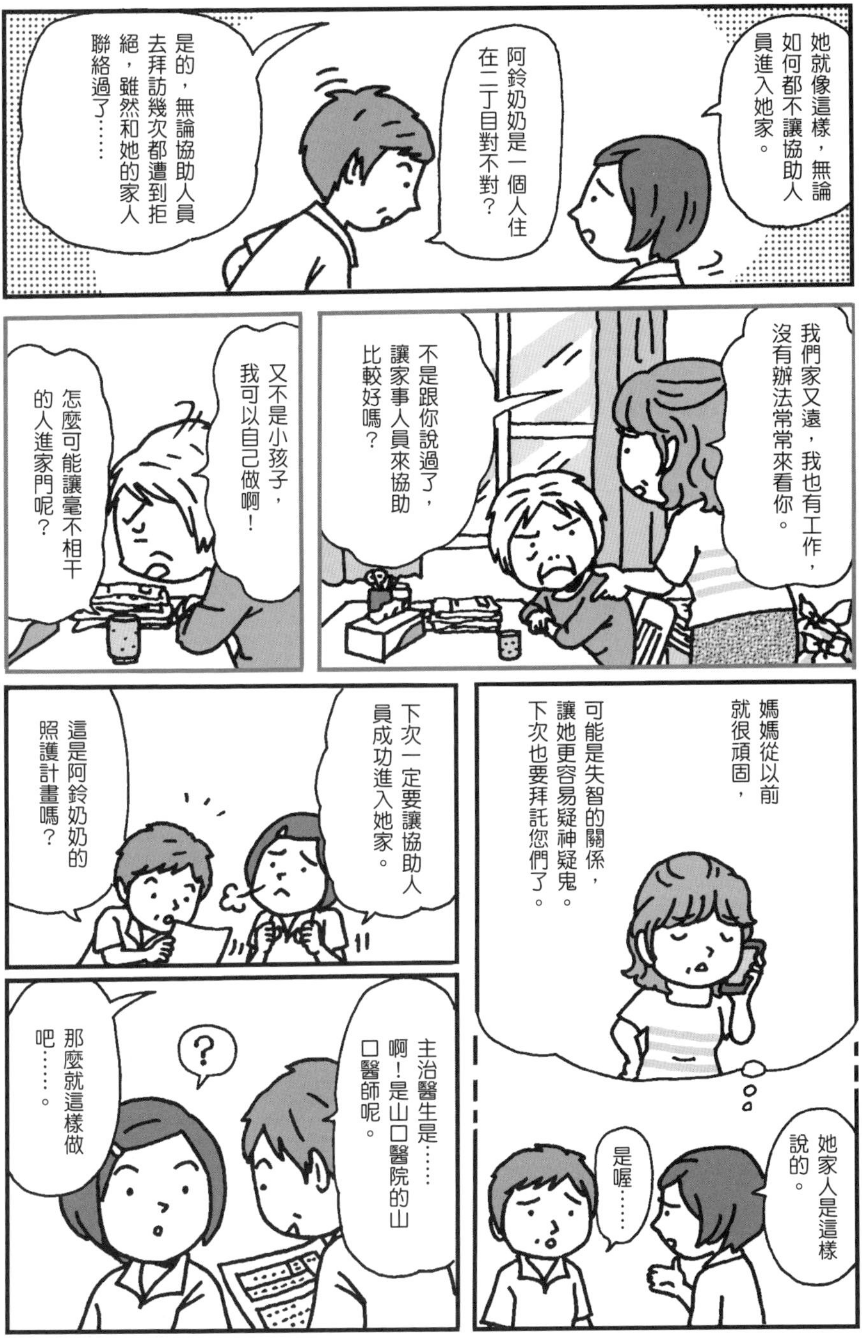
她就像這樣，無論如何都不讓協助人員進入她家。
阿鈴奶奶是一個人住在二丁目對不對？
是的，無論協助人員去拜訪幾次都遭到拒絕，雖然和她的家人聯絡過了……
我們家又遠，我也有工作，沒有辦法常常來看你。
不是跟你說過了，讓家事人員來協助比較好嗎？
又不是小孩子，我可以自己做啊！
怎麼可能讓毫不相干的人進家門呢？
媽媽從以前就很頑固，
可能是失智的關係，讓她更容易疑神疑鬼。下次也要拜託您們了。
她家人是這樣說的。
是喔……
下次一定要讓協助人員成功進入她家。
這是阿鈴奶奶的照護計畫嗎？
？
主治醫生是……啊！是山口醫院的山口醫師呢。
那麼就這樣做吧……。

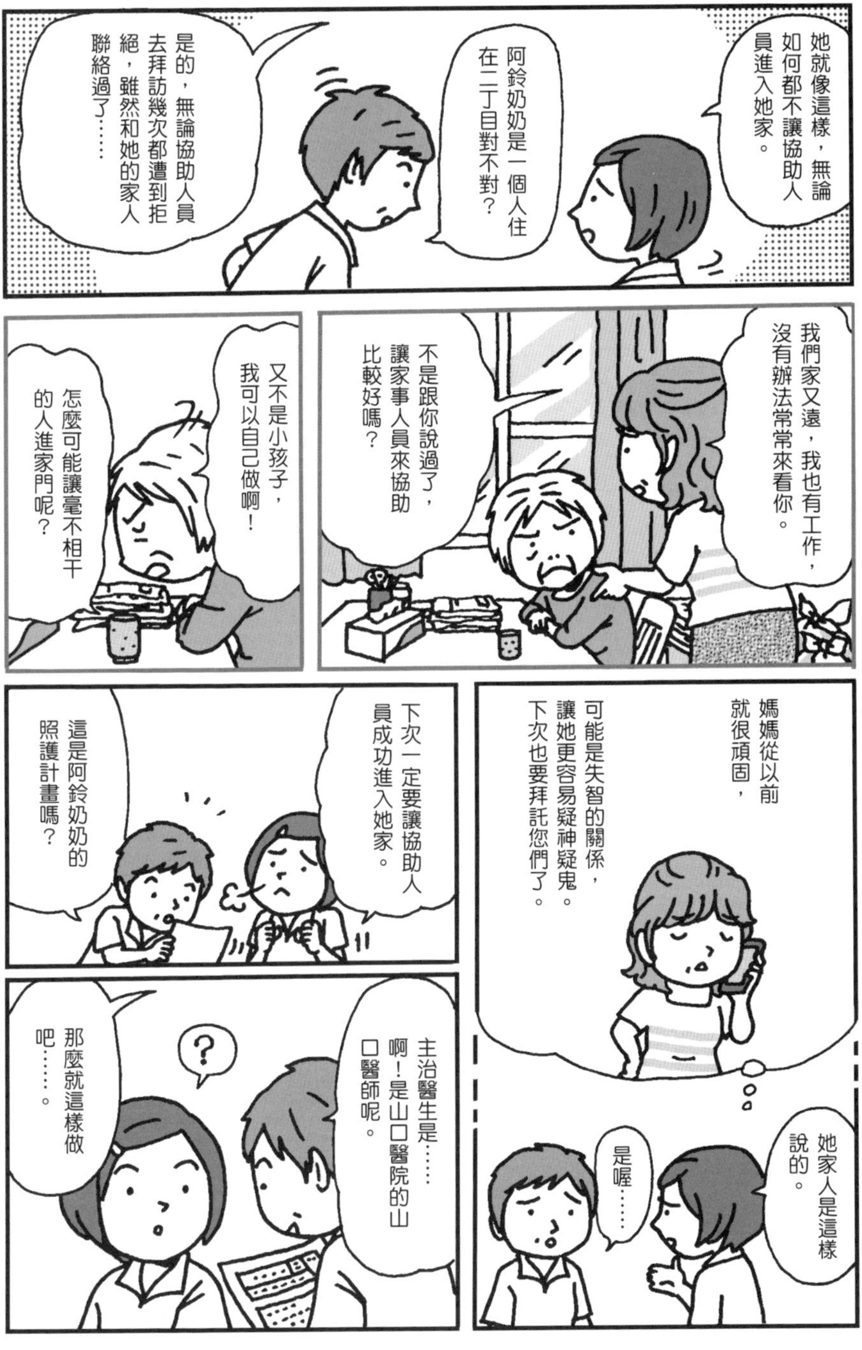

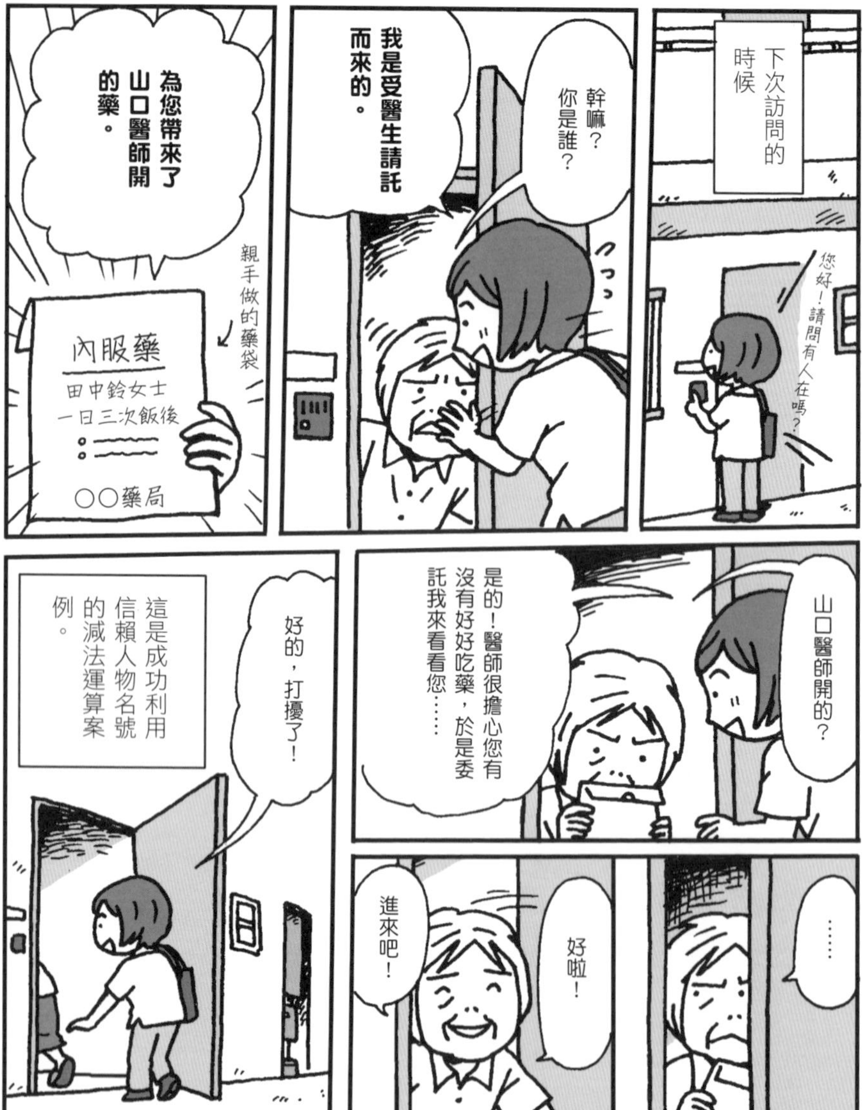

下次訪問的時候
您好！請問有人在嗎？
幹嘛？你是誰？
我是受醫生請託而來的。
為您帶來了山口醫師開的藥。
親手做的藥袋
內服藥
田中鈴女士
一日三次飯後
○○藥局
山口醫師開的？
是的！醫師很擔心您有沒有好好吃藥，於是委託我來看看您……
……
好啦！
進來吧！
好的，打擾了！
這是成功利用信賴人物名號的減法運算案例。

POINT

當無法順利讓協助人員進入家門，導致年長者的生活出現障礙時，我認為這樣的方法是必要的。這時重點在於：使用患者所信賴的醫師姓名。當然事先必須知會醫師，就像這則案例一般，如果還能準備讓患者信服的藥袋，就會更完美。

其他案例

●假裝成患者認識的人

在我工作的機構裡，有一位身高非常高的男性工作人員，和一位身材微胖的男性工作人員。他們的體型可說是各自的特徵之一，照理說很容易讓人對他們留下印象。但對於失智症患者而言，卻不是這麼一回事。

有一天，這兩位人員要到某位年長者家中，提供陪同看病的服務。他們按了門鈴，並說：「初次見面，我們來接您了！」向年長者打招呼。然而，由於這位年長者罹患失智症，根本不記得會有協助人員前來這回事，於是就把工作人員當成可疑人物，硬生生地拒絕，並對他們說「請你們回去」。

感到頭痛的兩人便打電話給我，那時我提供的建議是「在那邊先等個10分鐘左右後，裝成是和患者很親近的人，再去拜訪一次看看」。據說經過一些時間，兩人再去按門鈴，並說「好久不見」，對方竟像是什麼事都沒發生似地回答：「唉呀，你們兩個最近過得好嗎？」並讓工作人員進屋了。

為什麼一開始這兩位工作人員會吃閉門羹呢？原因出在他們脫口說出的那句「初次見面」。確實，兩人是第一次拜訪年長者的家，不過這其實是一個「加法」的觀念。而10分鐘後，兩人卻能進入年長者家中的緣故，在於運用了「減法」觀念的那句「好久不見」。

對失智的人來說，說出「初次見面」這樣話語的人就是「陌生人」；相反的，如果是說「好久不見」，就會變成「認識的人」。另外請注意，透過10分鐘的間隔，是為了等待患有失智症的當事人忘記剛剛所發生的事。

其他案例

●不讓照護人員離去的處理方法

確實，不讓照護人員進入家門很令人頭痛。相反地，當照護人員要離去時，也有患者因為害怕寂寞而不希望他們離開。

以下是某位女性年長者的例子。當年輕的男性家事協助人員造訪時，這位年長者就會對他說教：「年輕男子洗什麼鍋子啊」或者「不要在這種地方摸魚，應該要好好去工作啊」等等。然而，當他要回去時，又會說出「已經要回去了嗎？再待一下嘛！」這樣的話。

儘管協助人員願意陪患者聊天，但考量還有安排別的行程，不能因為是工作就把所有事都攬下來。這時候可以向年長者說：「醬油用完了，我去買回來。怕治安不好，我會鎖門，請留在家裡看電視吧。」然後在確認門上鎖後離去吧。這個方法可是意外的有效。

●被患者趕出家門的對應方法

在此介紹一個被家人趕出家門的案例。失智的人是先生，由他的妻子負責照顧生活起居。

這位先生從以前就會拈花惹草，甚至在被診斷出有失智症以後，仍然處在「自以為外遇中」的狀態，常常把自己的妻子誤認為外遇對象，甚至會以「我老婆要回來了，妳快點走吧！」為由，把妻子趕出家門。就算妻子說：「你在說什麼鬼話？我是你老婆耶！」他仍然說：「好啦！快走啦！」完全聽不進去。

遇到這種情形，就算堅持待在家裡，也只不過是撒下爭吵的種子罷了。這種時候，建議家人先暫時出門5～10分鐘。除了帶著錢包，夏天時就再帶上帽子、陽傘，冬天的話則準備大衣、圍巾等「外出用品」，當然，請務必記得帶鑰匙。

解說

當患者不太願意開門時，除了使用前述所介紹的方法外，也有案例用的話語是：「這附近發生瓦斯外洩的事故，請務必讓我們檢查您家的瓦斯管線。」成功地讓照護人員進入家門。

若是不願意讓照護人員離開，則是因為患者本人很寂寞的緣故吧。也可能是因為罹患失智症，導致本人變得更加不安。這種時候，照護人員很容易會同情患者，覺得他們「好可憐」，但是，就連為了照護而遠道而來的家屬，也有非回家不可的時候，身為專業人員更該展現專業態度才行。

假裝成出門買東西然後離開，是個方便的方法。除此之外，也有照護人員對患者說：「不出門工作的話，我就會沒飯吃。」竟得到「我知道了，要加油喔！」這種回應的案例。在此很重要的一點是，離去前一定要把大門鎖好，或者告訴對方「治安不太好」，請他從裡面上鎖吧。

情緒不穩、與他人吵架或施用暴力

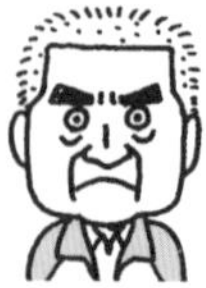

引開患者的注意力

武田先生（81歲）

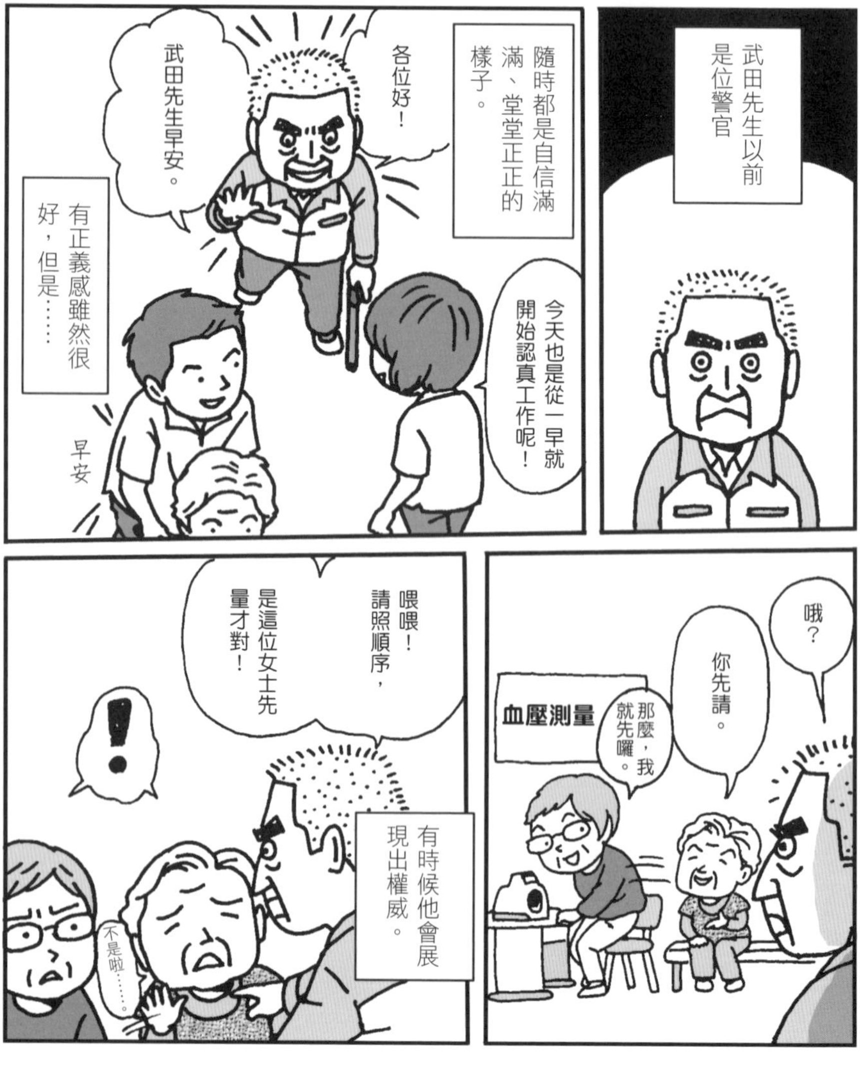
武田先生以前是位警官
隨時都是自信滿滿、堂堂正正的樣子。
各位好！
武田先生早安。
今天也是從一早就開始認真工作呢！
有正義感雖然很好，但是……
早安
哦？
你先請。
那麼，我就先囉。
血壓測量
喂喂！請照順序，是這位女士先量才對！
有時候他會展現出權威。
不是啦……。

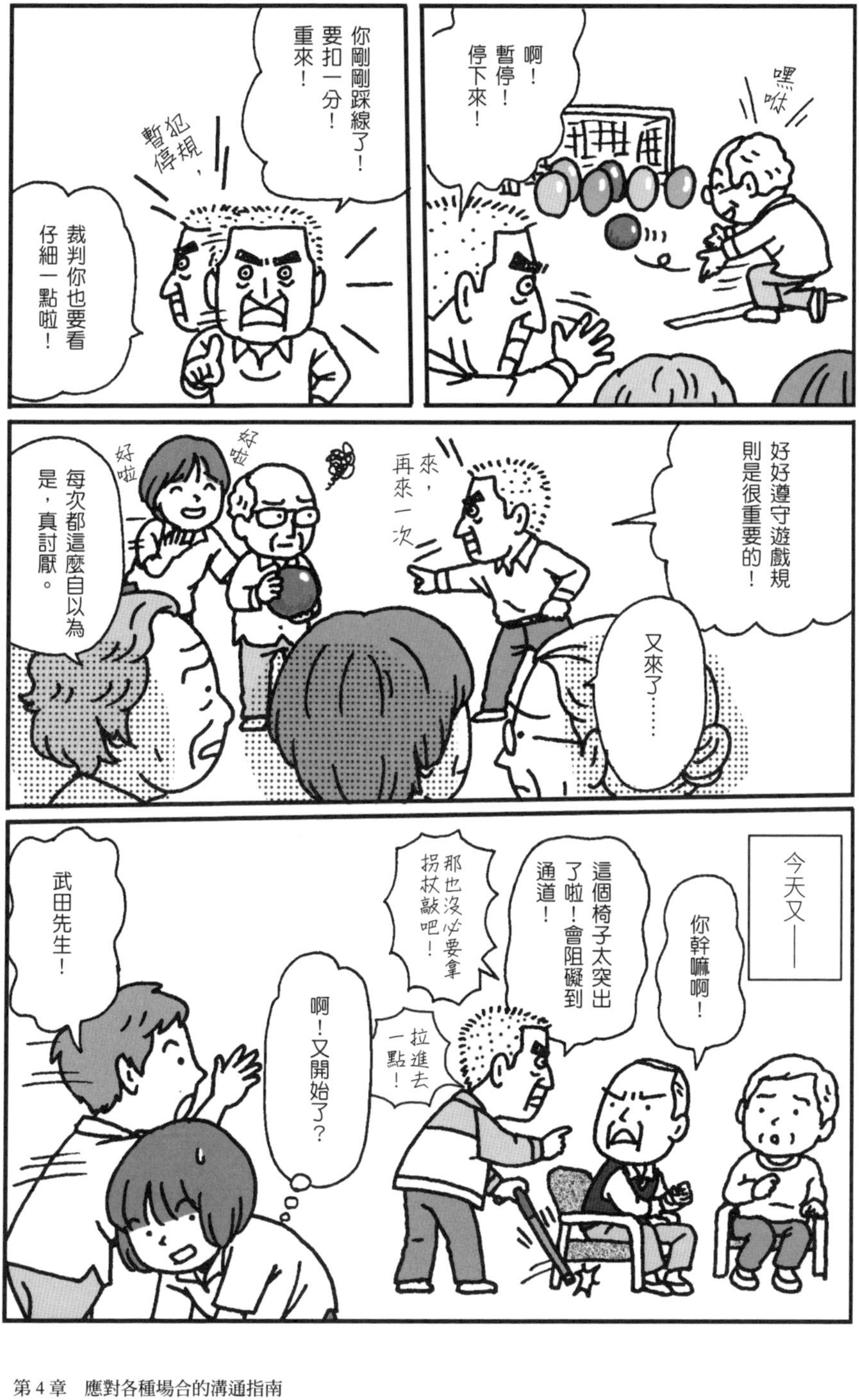
啊！暫停！停下來！
嘿咻
你剛剛踩線了！要扣一分！重來！
犯規，暫停
裁判你也要看仔細一點啦！
好好遵守遊戲規則是很重要的！
來，再來一次
又來了……
好啦
好啦
每次都這麼自以為是，真討厭。
今天又——
你幹嘛啊！
這個椅子太突出了啦！會阻礙到通道！
那也沒必要拿拐杖敲吧！
拉進去一點！
啊！又開始了？
武田先生！

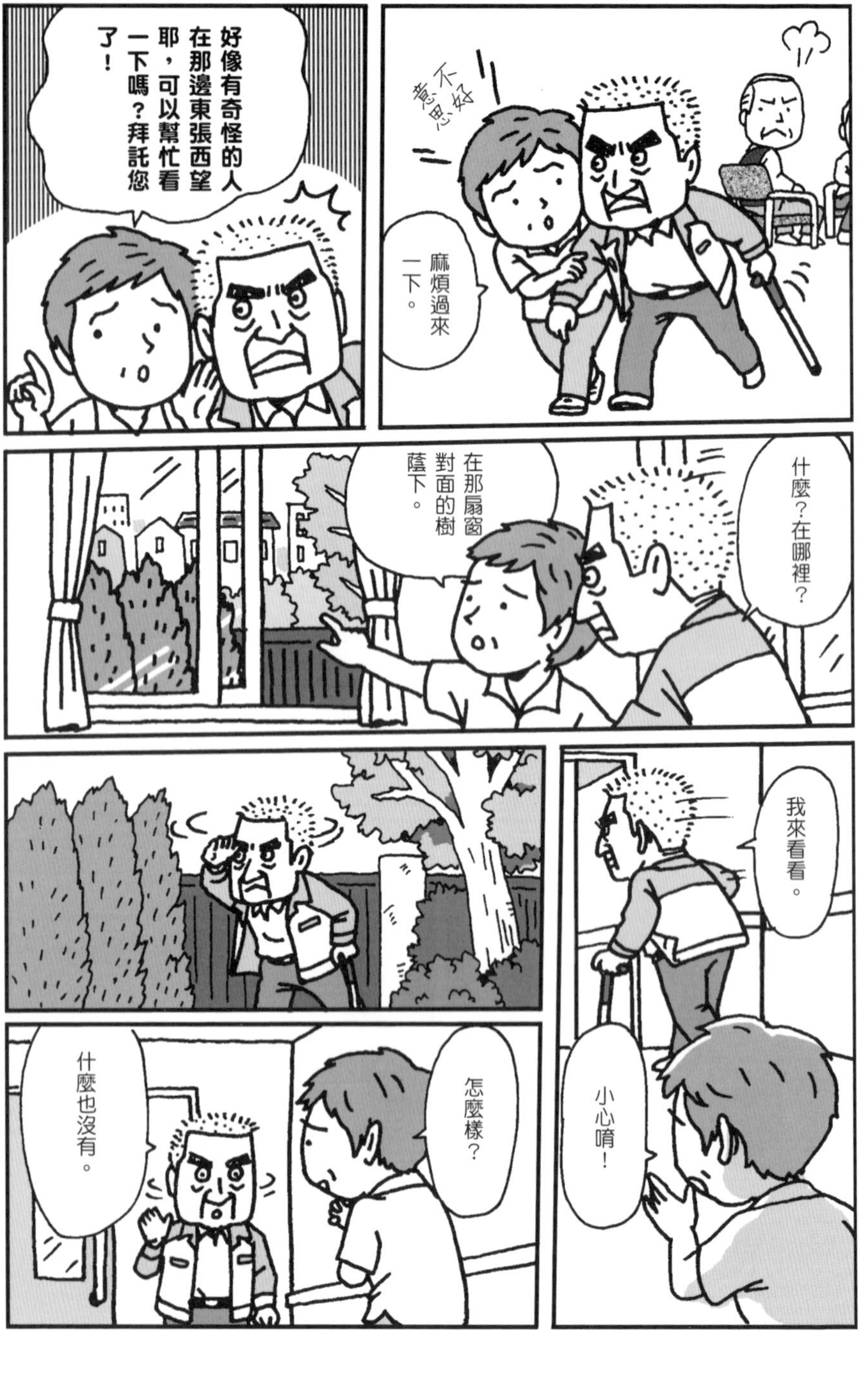
麻煩過來一下。
不好意思
好像有奇怪的人在那邊東張西望耶，可以幫忙看一下嗎？拜託您了！
什麼？在哪裡？
在那扇窗對面的樹蔭下。
我來看看。
小心唷！
怎麼樣？
什麼也沒有。

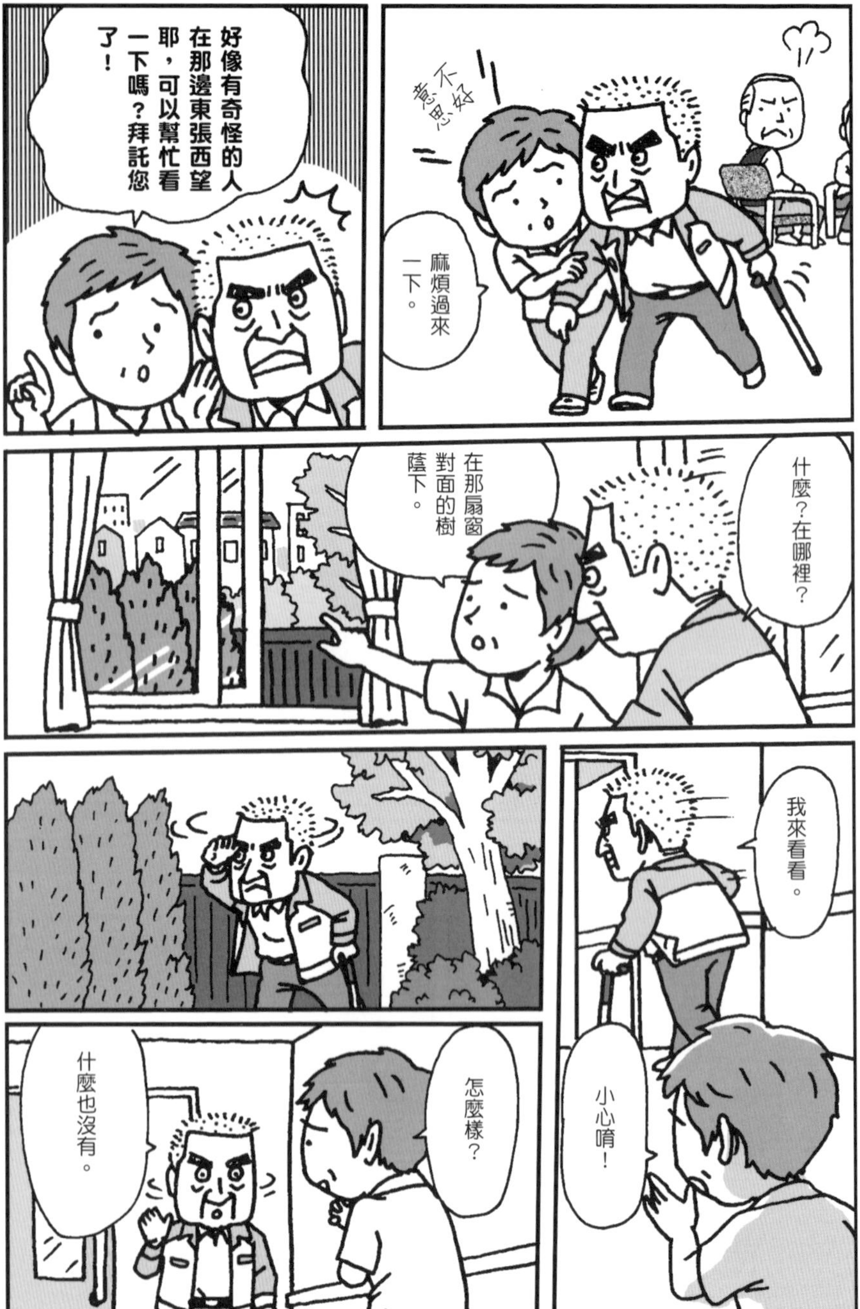

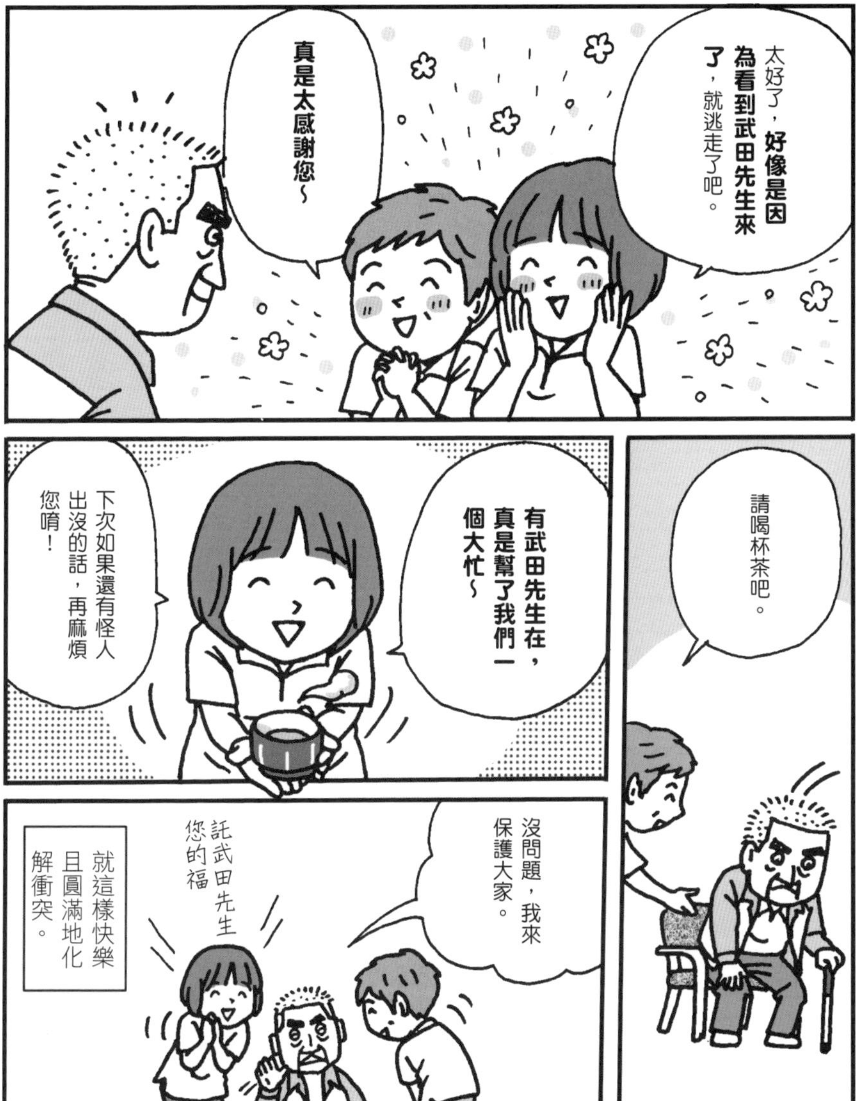
太好了，好像是因為看到武田先生來了，就逃走了吧。
真是太感謝您～
請喝杯茶吧。
有武田先生在，真是幫了我們一個大忙～
下次如果還有怪人出沒的話，再麻煩您唷！
沒問題，我來保護大家。
託武田先生您的福
就這樣快樂且圓滿地化解衝突。

POINT

這次的案例，使用了好幾種方法相互搭配。不但利用了武田先生過去的生活寫照（性格、工作），再加上運用「真是幫了我們一個大忙」、「真是太感謝您」這樣的「致謝」話語。不僅使他獲得成就感，最後致上感謝與慰勞，能讓他的情緒緩和下來。

其他案例

●假裝成熟人，阻止患者失控的行動

第一次進行家庭訪問那天，從常子女士（82歲）的家中傳出怒吼聲，她一邊大叫：「不是我做的！」一邊把晾在二樓窗邊的被單與浴巾往樓下丟。

我裝作不知道她正在發怒，從屋外向她開朗地打招呼：「您好啊！」想不到，她竟然打算直接跨過窗戶下樓。也就是說，她不曉得自己「人在二樓」，喪失了正確判斷空間的能力。

於是，我立刻就衝上二樓，抱住她並且說：「見到您真是太好了~我好擔心您唷。」常子女士心情立刻一轉，開心地回應：「謝謝你來看我！」我在短時間內判斷出，擁抱可以改善她當下的情緒，果然相當成功。

當然，那天我和她是初次見面，不過這個案例告訴我們，可以藉由假裝是病患的朋友，使當事人忘記憤怒。

●藉由故鄉的話題緩和患者的情緒

鈴子女士（73歲）在日間照護中心時，常常帶著充滿怒氣的眼神走來走去，一旦遇到阻礙她的物品，就會用盡全力敲打。令人不禁擔心她會受傷或跌倒。我默默地靠近她的身邊並一起走了幾步，儘管被她瞪了一眼，我仍然裝作沒事般說：「我昨天去了小樽唷！」小樽正是鈴子女士的出身地，她一聽到便停下腳步，問：「真的嗎？」臉上的恐怖神情在瞬間都煙消雲散。

我接著說：「真是不好意思，忘記買紀念品了。」她應了一聲：「沒關係啦！」看起來心情非常好。然後，我對她說：「站著聊會累，我有點想坐下來。」她也回應：「好啊。」便一起找位子坐下。一坐下後，她就提起：「你有去我家嗎？不知道我爸過得好不好？」當我說：「他過得很好喔！」她的表情看起來像是在懷念什麼似的，情緒就這樣穩定下來。

解說

當患者處在可能受傷的危險或失控的狀況時，可以模仿武田先生和常子女士的案例，藉由引開他們的注意力來解決問題。但是，當患者陷入幻想狀態，整個臉部僵硬，看起來變得像別人一般，這時候向他搭話，可能反而會火上加油。因此在這種情況下，建議安靜地守候在一旁，等他自己恢復自我、冷靜下來。

另外，也可以學習鈴子女士的案例，運用她的生活寫照來進行減法運算。「去了小樽」等一連串的對話，便是藉由談論家鄉的回憶讓患者冷靜下來，最後說一句：「差不多要吃午餐了，快去和大家坐在一起吧。」就可以順利地促使當事人參加日間照護中心的活動。

在這類情境下，如果和患者本人沒有共同話題，就想辦法找一個出來吧。舉例來說，如果知道年長者的出身地，就可以透過書籍和電腦找些資料後，和他聊天。若是查到的資料遭到糾正，可以換成這樣說：「我去的時候是這樣耶」或者「是這樣喔」，來轉移患者的注意力。儘管利用遺忘的特性，是照護上常見的技巧，但一旦露出馬腳時，我們也可以假裝忘記。重點在於，把對方所說的話都視為是對的，就可以和平解決一切。

該如何處理患者性方面的需求

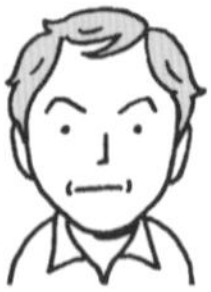

村井先生（62歲）

利用「遺忘」與「安撫」成功迴避患者的性慾

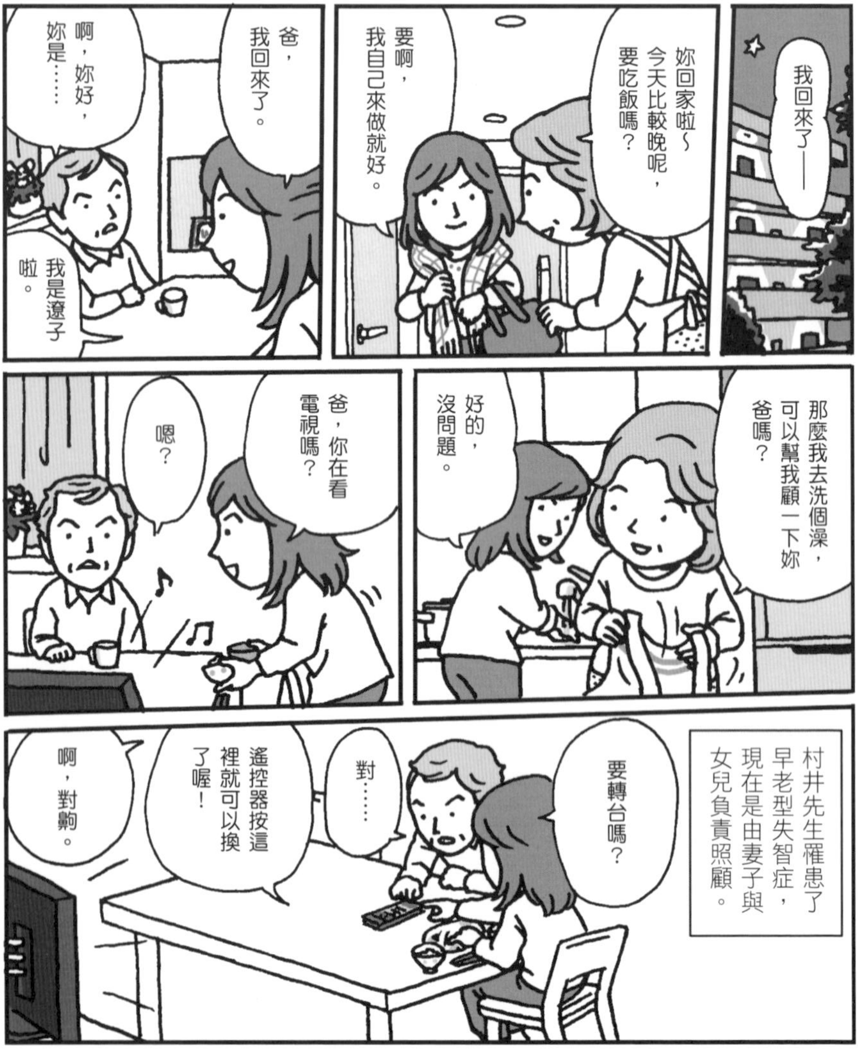

我回來了——
妳回家啦～今天比較晚呢，要吃飯嗎？
要啊，我自己來做就好。
爸，我回來了。
啊，妳好，妳是……
我是遼子啦。
那麼我去洗個澡，可以幫我顧一下妳爸嗎？
好的，沒問題。
爸，你在看電視嗎？
嗯？
村井先生罹患了早老型失智症，現在是由妻子與女兒負責照顧。
要轉台嗎？
對……
遙控器按這裡就可以換了喔！
啊，對齁。

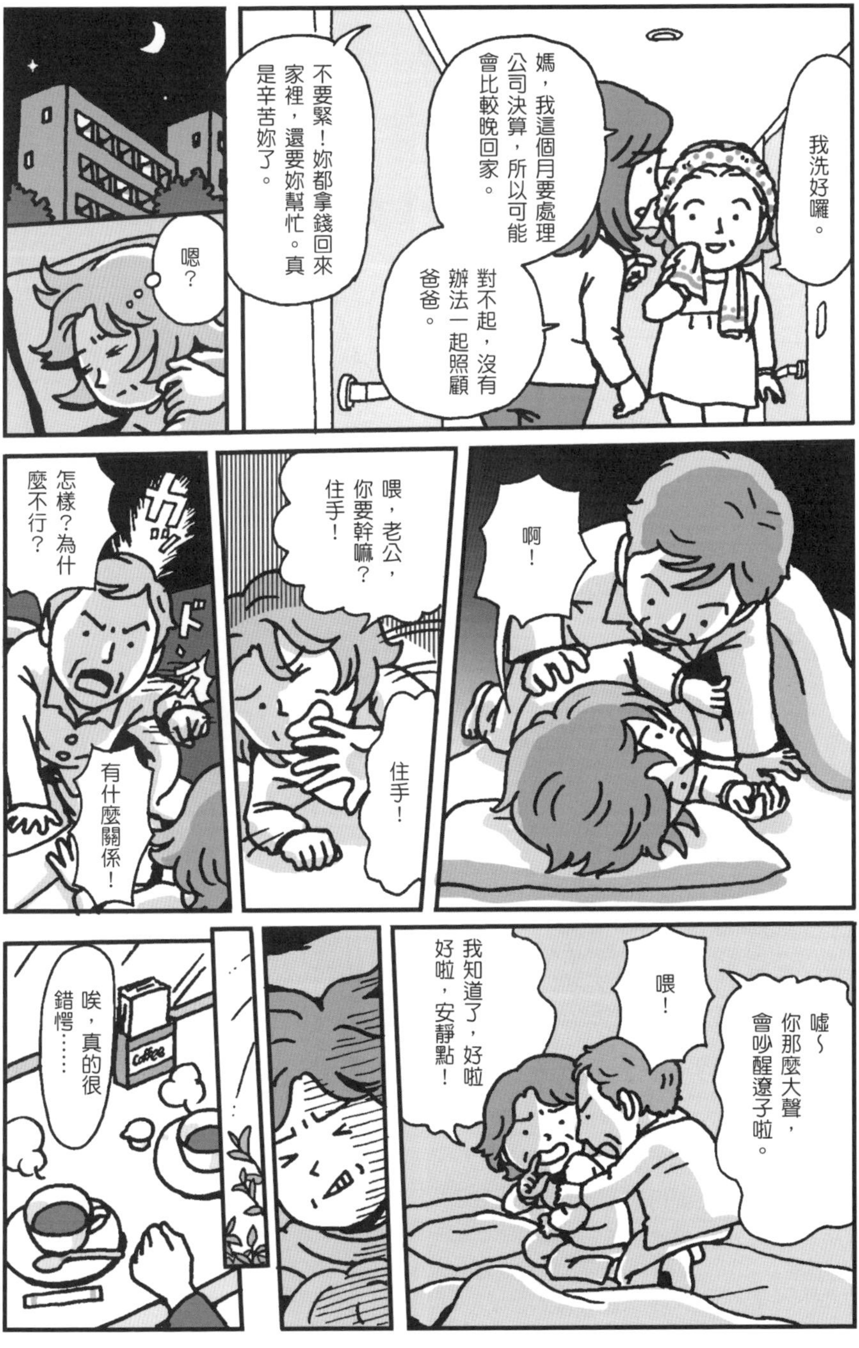
我洗好囉。
媽，我這個月要處理公司決算，所以可能會比較晚回家。
對不起，沒有辦法一起照顧爸爸。
不要緊！妳都拿錢回來家裡，還要妳幫忙。真是辛苦妳了。
嗯？
啊！
喂，老公，你要幹嘛？住手！
住手！
カッ
ドン
怎樣？為什麼不行？
有什麼關係！
噓～你那麼大聲，會吵醒遼子啦。
喂！
我知道了，好啦好啦，安靜點！
唉，真的很錯愕……
Coffee

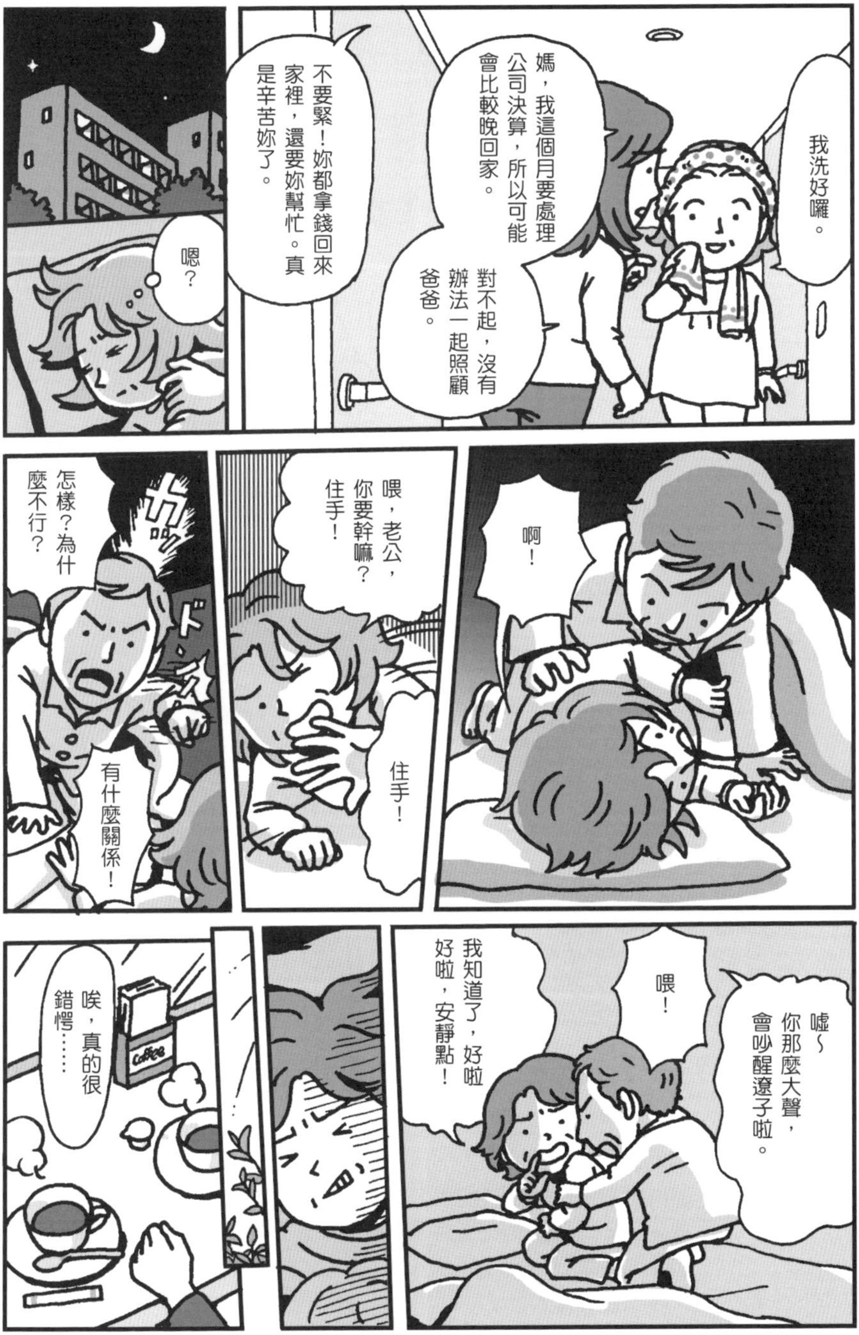

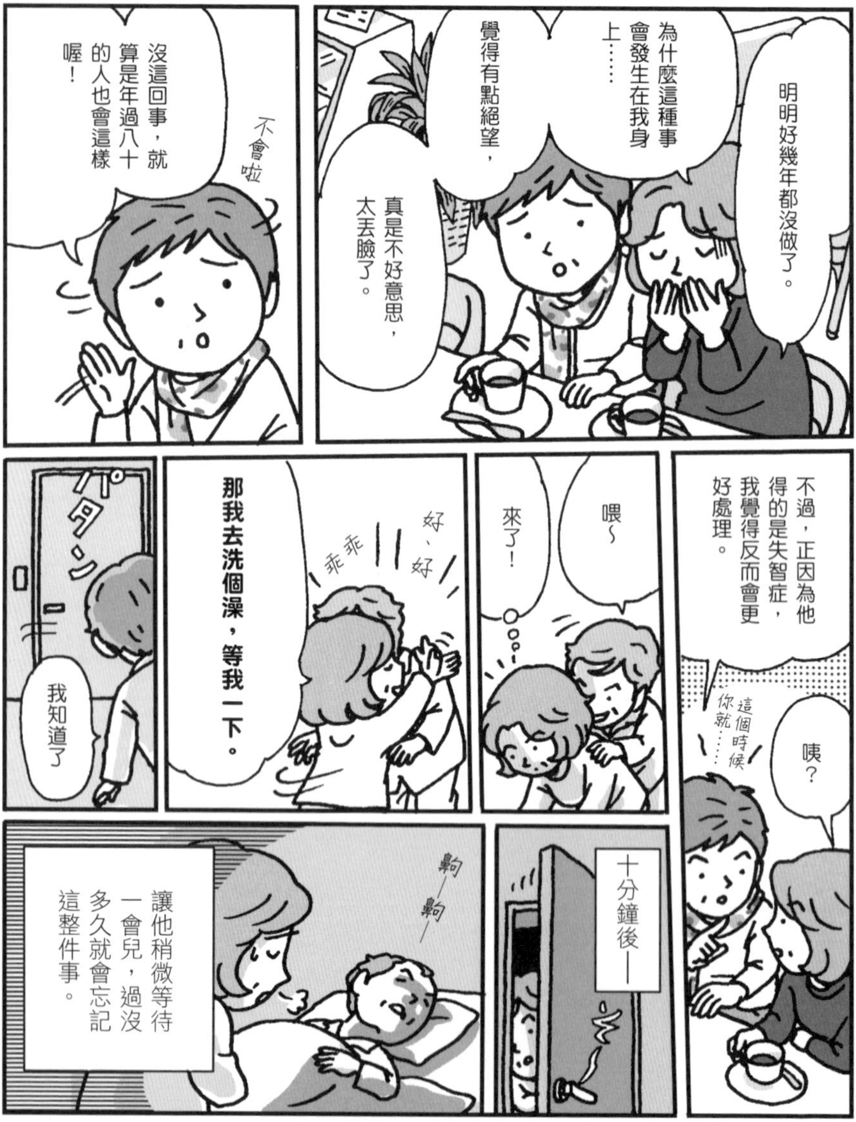
明明好幾年都沒做了。
為什麼這種事會發生在我身上……
覺得有點絕望，
真是不好意思，太丟臉了。
不會啦
沒這回事，就算是年過八十的人也會這樣喔！
不過，正因為他得的是失智症，我覺得反而會更好處理。
咦？
這個時候你就……
喂～
來了！
好、好
乖乖
那我去洗個澡，等我一下。
パタン
我知道了
十分鐘後——
齁—齁—
讓他稍微等待一會兒，過沒多久就會忘記這整件事。

POINT

雖然要消除失智症患者的性慾是一件很困難的事，不過可以利用減法運算，騰出使患者遺忘整件事所需的時間。重點在於以「洗澡」為藉口，讓患者覺得有得到回應。

其他案例

●利用自己的特徵找理由

舉例來說，短髮的女性可以利用髮型。

在協助洗澡的時候，曾經有一位年長的男性向我求歡。當時，我冷靜地對他說：「你以為我是女的嗎？其實在5年前我還是個男的，是經過手術才變成女的。」於是，他就停止了性騷擾（這是利用對方價值觀所衍生的減法運算，為了避免誤會，在此向大家聲明，我完全沒有歧視的意思）。

或者，遇到同樣狀況時，女性可以說：「我今天那個來」，也不失為一個好方法。「那個」當然指的是生理期，我也曾經用這個理由，成功迴避了患者的性需求。

●阻止患者脫衣服的話語

這是住進照護機構的某位女性年長者的故事。不知道是不是因為覺得不穿衣服比較舒服，她會把衣服脫掉。對本人來說或許無所謂，但是會造成周遭人的困擾，就連其他的住院者都受不了，不禁抱怨起來。

當然，說服是沒有用的。即使對她說：「很冷耶。」她就會回：「不冷啊。」要是說：「這樣很難看唷。」她還會回：「不難看呀。」然而，當另一位工作人員對她說：「脫衣服的人就是變態！」結果她就立刻把衣服穿上。

雖然我不是很瞭解到底是什麼緣故，不過這個案例也讓我體驗到，失智症患者常常是不通情理的，難以用常理去跟他們說道理。

解說

「食慾、性慾、睡眠慾」是人類原始的三大慾望，因此要處理人的性慾並不容易，只好思考該如何引開患者的注意力，削減其慾望。各位必須瞭解到患者是因為生病才會有這樣的行為，我認為盡可能冷靜地處理才是上策。除了前面介紹的案例之外，還有以下這些方法。

- 「那麼，在那之前要不要先喝一杯呢？」可以利用這樣的話語勸對方喝酒，或者讓對方聽聽他喜歡的歌，等待他忘記。
- 「您太太真是漂亮呢」、「聽說您的工作很辛苦」，把話題轉向對方的配偶或工作。當自己人受到稱讚時，慾望就會減低。
- 「今天的髮型很好看喔」、「好時髦啊」，試著稱讚當事人的服裝或外表。一旦對方開始自我吹捧時，就好好地聽他說。
- 播放事先錄好的搞笑影片，讓他轉移注意力。由於他看著看著就會忘記慾望，可以一邊觀察一邊等待。
- 故意表現得非常有禮貌，使對方感受到距離感，削減他的慾望。（可以利用所說的話語調整與對方的距離；當想要營造親近感時，則使用較友善的話語）

第 5 章

與失智症的相處之道

本書主題是介紹如何將減法運算的話術應用在照護失智症患者身上。如同在前面幾個章節所介紹，所謂的減法運算只是與患者應對時的手段，照護者在使用減法運算之前，也需要先具備一些和失智症患者相處的基礎知識，本章將就此部分進行說明。

「三大不足」是銀髮族的大敵

不限於失智症患者，對於一般的年長者來說也一樣，絕對不可以欠缺的三項要素，就是「**營養、水分、刺激**」。

即使是一般人也不能欠缺營養，尤其年長者得更加小心。因為一旦上了年紀，身體就會越來越不聽使喚，所以年長者往往有懶得做飯、三餐隨便吃的傾向。

特別要注意獨居的男性，他們很可能只靠買來的甜麵包、現成的飯菜來果腹，或者一直喝酒。營養不足不光是針對失智症，還是萬病的起源，也會導致既有疾病的惡化，因此照護者必須格外小心。

水分也一樣很重要。身體所需的水分一旦不足，就會引起脫水，開始產生頭昏、暈眩等。嚴重的話，甚至可能出現意識障礙（無意識地說一些莫名其妙的話）等可怕的症狀。

年長者的身體能夠儲存的水分，比年輕人要來得少，所以比較容易脫水。不只是在夏天，就連冬天時房間裡的暖氣，都可能成為年長者脫水的原因，請務必留意。

此外，人只要上了年紀，會更不容易感覺到口渴，就算勸他們喝東西，往往也會以「不需要」為由而拒絕。如果是失智症患者的話，要讓他們喝水是更加困難的任務。

當患者無論如何都不願意攝取水分時，常見的方法是，把茶做成果凍，讓患者吃下去。或者準備刨冰也是個不錯的方法，雖然比較費工，但只要準備不同口味的糖漿，外觀就會變得很鮮豔，患者應該可以開心地補充水分。

最後，不要忘記在生活中加入一些刺激。如果沒有從外出、和他人見面交流、享受活動等行為中獲得刺激，大腦就會繼續退化下去，這點請務必重視。特別是對失智症患者來說，得病初期很容易會出現「不出門病」的特徵，一定要多加注意。比起逼迫年長者訓練大腦，不如讓他們出門吹吹風、曬曬太陽、接觸人群，似乎比較能夠減緩雙方的壓力。

以「安全地帶」、「安心座墊」排解不安情緒

在第一章裡曾經提過，失智症患者由於無法掌握周圍的狀況，會感到相當不安。

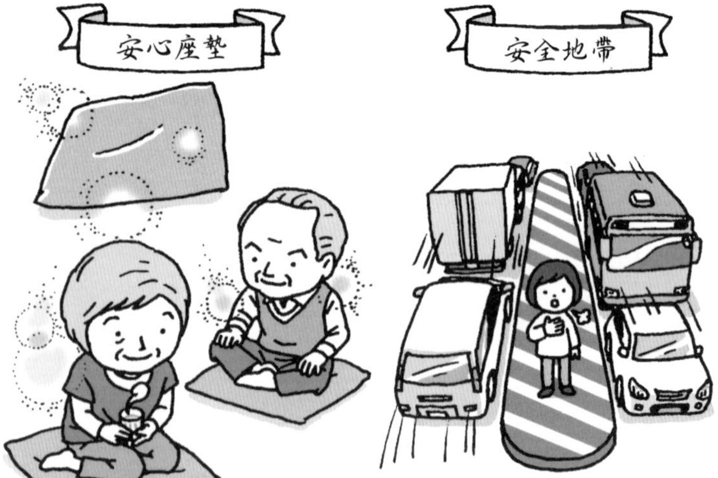

無論是誰都需要一個能夠放鬆的場所，特別是失智症患者。

有一位女性打算帶著患有失智症的母親前往醫院，因此讓她坐在輪椅上。她對母親說：「我們要去醫院囉。」一開始她母親沒有什麼特別的反應，但在要過馬路時，卻突然大叫：「啊～殺人啊～救命啊！」那位母親大概是以為自己要被不認識的人帶往莫名其妙的地方，擔心自己會不會遭到殺害，而感到非常地不安吧。

這就是失智症患者情緒起伏不定的情況。對於照護者來說，最重要的就是理解他們處於不安的狀態，盡可能安撫他們的情緒。那麼，究竟該怎麼做才好呢？

無論是誰應該都有一個能夠放鬆的場所，可能是自己家，也可能是公司，因人而異。我把這樣的場所，稱為「安全地帶」。

就好像車水馬龍的交通地段，正中間一定會設置一個安全島，就是這樣的意象。

照護者如果能為失智症患者準備出這樣的場所就好了。但是，光是把患者帶到安全地帶還不夠，因為不見得可以讓他們「信服」，並且乖乖待在那裡，必須要讓他們感到安心不可，覺得：「可以放心待在這裡」、「這裡是自己的地方」。

所以，如果要打造一個讓失智症患者放鬆的「安心座墊」，務必使他們感受到坐在上面時會有安定的感覺。所謂的減法運算，可說是為此因應而生的有效手段。

和患者相處的「三大原則」

如果說，不包含減法運算的部分，和失智症患者接觸時，必須瞭解的事情並沒有想像中那麼多。重要的是，「**不要嚇**、**不要逼**、**不要怕**」這三大原則而已。

有些家屬，對於只是稍微健忘一點的年長者，動不動就說：「是不是得了失智症啊？」、「要不要去看醫生啊？」儘管是出於擔心才說出這樣的話，不過如果說得太過頭，只會嚇得本人更加不安而已。

甚至有人還會拿類似的話一直逼迫年長者。以下是實際案例，有一位78歲的女性，每次一健忘就會被周圍的人說：「是不是有失智症啊？」、「要不要去看醫生？」因此總是感到不安，漸漸地陷入憂鬱，最後就真的得到憂鬱症。雖然，憂鬱狀態也是失智症的前兆，但無論如何，一直講那些話嚇他們，實在是不太好。

當然，我不打算責怪那些在她周圍提醒的聲音，只是建議大家還是盡量避免講這種很明顯就是在逼迫他人的話語。

一說到失智症，可能很多人都會覺得很可怕，還會懷疑「不知道該怎麼跟失智症患者相處」。然而，患者本人其實是更加不安且疑惑的。如果連照護者都感到害怕的話，狀況只會更糟。總之，重要的是，照護者要冷靜地與他們接觸。

家屬與照護人員的情緒，會對失智症患者造成強烈的影響。如果負責照護的一方感到憤怒或害怕時，患者也會有所察覺，並陷入不安；相反地，當照護方能夠保持心平氣和，患者的心情也會隨之穩定下來。最後，彼此之間會產生一種信賴關係。因此，唯有照護者處於平靜情緒的情況時，才能協助患者過安定的生活。

另外，失智症患者若能維持冷靜，家屬也會對照護人員產生信賴感。三者之間若其中一方陷入失控狀態，就無法再順利幫助患者。

就像這樣，失智症患者—家屬—照護人員，大家的心理狀況都會相互反映在彼此身上，映照出一種有如「三面鏡」般的關係。也就是說，若有一個人離開的話，另外兩個人的關係很可能崩解；反之，相互靠近時，大家就能夠一起並肩前進，希望大家瞭解這一點。

患者說的話不要照單全收，要懂得「翻譯」

照護者和失智症患者相處時，務必要注意的是：對於患者所說的話不要照單全收。

基本上，人只要上了年紀，就會無法在說話時立刻找到適合的用語，因此對話中常常會出現「那個……」、「那裡……」、「那邊……」等字詞，特別是失智症患者會更容易喪失表達的能力。

除此之外，就算是說得出話來，也不見得能夠運用適合的表現方式。光靠患者本人說出的話來收集訊息，嚴重的話可能會出人命。

曾經發生過這樣的案例。有一位女性，長年在工廠的員工宿舍從事準備員工餐的工作。從年輕的時候開始，她常常想像自己「買了想要的東西」、「吃了外食」等，裝作自己已經做過很多事，久而久之累積了許多假想。

等到上了年紀退休後，明明銀行裡沒有存款，卻跑到銀行吵著說「把我的存摺跟印鑑還來」，最後被診斷為失智症。從那之後，她就把自己關在家裡足不出戶，直到某一天，被救護車緊急送到醫院，原因是營養失調和脫水。

這位女士的口頭禪是「我很窮」，所以周圍的人就真的以為她很貧窮，但當居家幫手進入她家中打掃時，一打開壁櫥，據說有一疊疊鈔票從包裹的布巾裡掉出來。

由此可知，這位女士「以為自己很窮」，因此不吃、不喝、不外出，光是一直存錢，最後導致住院。起先是「以為病」，再加上本章一開始說明的「三大不足」，才會造成這樣的後果。

雖然在這個案例中，患者經過緊急送醫後及時救回一命，但萬一是有高血壓或心臟病等致死宿疾的患者，後果可是不堪設想。我們當然都希望他們能好好吃藥，不過就算患者本人說：「我吃過藥了」，也有可能只是他「自以為吃過」而已。建議照護者可以藉由檢查垃圾桶裡有沒有藥的包裝等方式，進行確認會比較好。

在此強調，我並非抱持著「不要相信失智症患者所說的話」、「他們的一字一句都要去懷疑」這樣的意思。

「患者本人是這樣說的，那麼實際上是如何呢？」

「患者使用這樣的表達方式，而他們真正的意思又是什麼呢？」

像這樣把失智症患者發出的訊息，針對所處的狀況重新詮釋可能會比較好，有些時候也得視情況傳達給周遭的人瞭解。在這個層面上，照護者必須成為一個好的「翻譯」。

失智症的「量尺」測量

失智症是一種進行式疾病，由字面上可得知，就是可以推算進展程度的意思，我稱之為「失智症的量尺」。要是有個基準可以遵循，便能用來判斷該怎麼應對患者，會比較方便。最有用的就是詢問患者**「今年貴庚」**。

當患有失智症的年長者，以「看起來像幾歲？」的反問方式來欲蓋彌彰時，表示他很可能還處於失智症初期。因為他們認為：「儘管不清楚自己的年紀、想不起來了，可是也不能讓其他人知道。」所以才想蒙混過去。

相對地，要是有85歲的人說出「我今年45歲」這種完全不可能的年齡時，就表示這位患者的失智症已經進展到一定的程度。

除此之外，照護人員到患者家裡探訪時，也可以試著說說看以下的話語。舉例來說，當家中的男主人有罹患失智症嫌疑，而他的生活起居是由妻子照顧，可以趁女主人離席時，先對他說：

「我啊，看到女性時，往往都分不出年紀，搞不清楚她們究竟是夫人還是女兒。」

以這樣的話做為開場白，然後試探：**「剛剛那位女性是您的誰呢？」**

要是這位丈夫回答：「那是我的姊姊啦！」就表示他已經分不清楚親屬關係，可以得知他的失智症已經越來越嚴重。由於有些人要是知道別人在試探他，很有可能會生氣，因此一個好的開場白是重點。

另外，失智症患者的行為舉止也是容易觀察的特徵之一。

譬如，一般都認為失智症患者在初期時，基本上在他人面前仍然表現得很正常，所以很難辨別。不過，根據我個人的經驗，只要30分鐘一過，他們就會開始變得浮躁，像是三不五時摸摸榻榻米、玩玩座墊等，大多都靜不下來，也就是無法長時間維持「乖寶寶」的狀態。甚至有些人還會對我說出「請回吧」。

另外，被普遍知道的失智症症狀，像是玩弄排泄物、容易不耐煩、變得粗暴等等，這些大多是等到失智症更嚴重一點時才會出現。

不可以忘記家人的痛苦

有關患者本身會多麼不安，已經在第一、二章節裡說明。不過，絕對不可以忘記，在失智症的照護上，負責照護的家屬也是非常地痛苦。「家人罹患失智症」這項事實，以及「照顧上的勞累」會讓人筋疲力盡，再加上至今所累積的家族關係，整件事會變得很複雜。

譬如，有一位女性，因為曾被婆婆虐待而留下創傷，竟然霸凌自己的親生女兒。「妳長得跟妳爸一樣醜，早知道不把妳生下來」等無心的話語，使她女兒哭了好幾次。也因為這樣，就連母親遭診斷為失智症後，這位女兒也把照護的責任交給父親，而且不願同住。

最後，因為父親過世，不得不把母親接來一起住。但她的母親因為生病而變得更加頑固且不講理，每天遭辱罵洗禮的日子就這麼開始。女兒數度祈禱母親快快死去，另一方面又不禁責備起懷抱這種期待的自己，導致她每天都這樣掙扎度過。

就算家人彼此的關係再好，每天照顧久病的人也是會感到痛苦。接下來要舉的案例是一對共同生活的80歲夫婦。夫妻倆的個性相當一致，都是一板一眼、愛乾淨、好動，是一對感情非常和睦的夫婦，無論是打網球、游泳、去俳句教室等，到哪裡都是一起行動。

然而，從某個時期開始，妻子出現一些奇怪的行為舉止，像是把碗收到放杯子的架子上，分不清鍋子和熱水壺的蓋子，甚至忘記吸塵器的使用方法等等，失智症的症狀逐一出現。但丈夫無法接受妻子什麼都做不了，雖然努力地想要治好她，卻總是因希望落空而陷入煩惱。往往以前越是相親相愛，現在就越無法放開。

根據對失智症十分瞭解的川崎幸診所的杉山孝博醫師表示，失智症患者的家屬的心理變化，會在歷經「否定」→「混亂」→「憤怒」→「放棄」後，才終於達到能夠「接受容忍」失智症的階段。所以大家應該要瞭解，家屬在能夠與失智症家人好好相處之前，須先經過一段痛苦的心路歷程。

絕對要避免的是「雙方都倒下」

然而，當人陷入困境時，反而不會把自己難過的情緒告訴任何人，也不願意接受他人的幫助，而選擇獨自承擔。和失智症患者相處時，最不好的態度就是「獨自承擔」。特別是男性往往會把求助視為弱點，而不願意讓別人看見，比女性更有逞強的傾向。

另外，有些原本在外上班的人，會以照護為理由辭職。當然，這需視每個家庭的狀況而定，但是，我對於這樣的辭職，基本上是站在反對的立場。

工作時有工作必須負起的責任，所以，在工作時可以忘記照護的事，還可以向同事吐一些苦水，心理上能夠喘一口氣。如此一來，對失智症患者也能多一些耐心與溫柔，例如，「讓你白天一個人在家真是不好意思」、「讓你感到這麼不自由真是抱歉」等體諒。

可是，一旦把工作辭掉，就不得不和失智症患者一直待在「家裡」這個密閉空間中，然後就會產生「都是因為你，害我什麼也做不了」等不滿情緒，使得彼此的關係降到冰點。

年長者總有一天會離開人世，這也代表著，無論是哪一種照護都一定會有結束的一天。問題在於，我們並不清楚那一天究竟何時到來。正因為看不到未來，家屬會陷入「照護失智症所衍生的痛苦與疲憊會持續到永遠」這樣的錯覺。

先前有提到過希望母親過世的女性的案例，還有一個案例是一位照顧父親的女兒，她不禁吐出一句：「我常常在想，要是父親快點過世就好了。」她一方面把父親視為一個負擔，另一方面也深深地責備有這樣想法的自己，這是非常真切的心聲。哭了一陣子後，她對我說：「我已經吐苦水吐夠了，所以沒問題。」她那一掃陰霾、神清氣爽的表情，直到現在仍令我印象深刻。

就像這個例子，以吐苦水的方式，能夠釋放某種程度的壓力的話，還算是好事。不過，接下來要介紹的案例，希望各位引以為鑑，多思考看看。

85歲的次郎先生，因為腦中風而被緊急送醫。復健了半年，好不容易身體終於恢復到原先的狀態，結果竟然開始出現失智症的症狀，漸漸地搞不清楚到底有沒有吃過飯、開始胡言亂語……。

家屬因此把次郎先生送去日間照護中心，但經過一年，他再次因腦中風而倒下，這次就無法恢復到先前的狀態。他只好開始坐輪椅，說起話來也越來越奇怪，就算有話想說，也完全不成句，常常動不動就感到煩躁。到後來，似乎是忘記自己想說的話或要求，說到一半就只剩下呻吟而已。

他在家裡還會不分晝夜地呼喚妻子。當他的妻子因為想要休息，待在另一個房間而沒有回應時，次郎先生就會特地走過來講。日復一日，這位妻子陷入罹患精神官能症的邊緣地帶，有一天，她邊哭邊打電話給我，說：「我終於放棄了！」

最後，次郎先生連大喊的力氣都沒有，妻子發呆的次數也增加。妻子因為照護而筋疲力盡的狀態，連帶影響著次郎先生，兩人都已經疲憊不堪。根據我的判斷，再這樣下去，兩個人都會倒下，於是就建議家屬把次郎先生送進居住型的照護中心。

無論是誰都可能有「進入照護機構」的時候

只要提到「讓失智症患者住進機構」，往往會出現「好可憐」或者「沒辦法做出這樣的事」之類的意見。雖然我無法全面否定這樣的想法，不過希望各位明白，有關失智症的照護，有些時候並沒有辦法兼顧人情與世間的道理。

從這層意義來看，無論是採取哪一種照護方法，都可能面對「必須進入機構的時候」。次郎先生的案例就是如此，接下來所舉的案例，也可說是「那個時機」到來了。

這一個家族是由媳婦負責照顧患有失智症的婆婆。某一天，媳婦兼差回家後，發現家中到處散落著羽毛，而且飄蕩著一股濃烈的便溺臭味。到底是發生什麼事呢？

原來是失智症的婆婆撕破羽絨被，並且玩弄自己的排泄物後，又把那些東西搞得滿屋子都是。她的婆婆三不五時就會做出這樣的行為，使得家屬頻頻善後，逐漸地大家都感到心力交瘁。

排泄物和灰塵一起散布在空氣中，對患者本人當然不好，對家屬來說也是有害的環境，一個不小心甚至可能會引發傳染病。這已經超越由家屬在自家照護所能夠應付的等級。

如果是無論對誰來說都會衍生出非常惡劣的情況時，我認為應該趁負責照護的家屬喪失活下去的力氣之前，考慮使用照護機構的服務，而相關專業人員也應該提出這樣的建議會比較好。

超出能力負擔時，覺得「這樣就好」是很重要的

接下來要介紹的也是經判斷屬於「應該使用照護機構」的案例。

早苗女士（85歲）以前是民謠老師，現在一個人獨居。我用「擔任唱民謠的志工」這個名義，邀請她來到我所任職的照護中心。她來唱民謠時，每當得到喝采，看起來總是容光煥發。然而在家裡，儘管早晚都有照護幫手在，但她仍然會一出門就回不了家，或者忘記自己有使用過爐火等。

如果再這樣放任她獨居下去，實在太危險，但是，她沒有任何一位家屬或親戚具備照顧她的經濟能力與照護能力。所以希望趁她還保有許多「自我特色」時，能夠將她引介到安心的場所。我認為「現在還來得及」，於是便幫她尋找了團體式照護機構。

我對她本人先以**「我們現在建造了一間新的住宿機構。」**做為開場白，然後說**「希望您**

能來唱民謠招待客人，請住進來幫我們。」

在經過她本人首肯之後，又加上一句：「雖然說住宿機構那邊希望您可以盡量待在那裡，不過請一定要回來唷。」藉由向患者強調「有可以回來的地方」，讓她不用擔心是否會被帶到奇怪的地方，降低患者的不安感。

另一方面，我有事先向團體照護機構知會我和早苗女士談論過的條件，特別強調希望照護機構能夠把她當作「唱民謠的老師」來對待。此外，團體照護機構必須提供舒適的居住環境，努力地讓早苗女士「住久生情」才行。

所幸，她似乎在團體照護機構得到很好的照顧。早苗女士入住將近兩個月時，我去探望她，雖然她看起來好像完全忘記我是誰，仍然對我說：「要吃晚餐了。」然後替我盛一盤剛煮好的咖哩，並且說：「和大家一起生活很開心。」

當我們在照護親人時，一定會伴隨著猶豫和後悔。像是在把他們送進住宿型照護機構之前，會猶豫「這麼做到底好不好」，或者之後因為「其實也可以在家裡照顧」而感到後悔。就算是案例中的早苗女士的家屬，在我建議他們將她送進團體照護機構時也是猶豫萬分。

不過，我們必須要在某種程度上，說服自己「這樣就好」，然後放手。如果因為勉強在家照護，而不慎引起事故，甚至連家屬也累倒的話，才是會留下「莫大的後悔」。

照護者，特別是最親近的家人，若是能打從心底認為「已經足夠了」，那表示已經做出最大的努力，不需再有自責的情緒。當我們因為做了某項選擇，而停留在「小後悔」的程度時，必須學習轉換想法。

無法解決的事就交給「時間」解答

接下來，仍是要談論照護機構。因為照護機構並不是當你想進去時就能馬上進去的地方，所以，在家裡負責照護的家屬，就容易陷入「怎麼做都沒用」的困境，有時候會覺得做什麼都不順利。

這個時候，就交給「時間」處理吧，時間就是解藥。非常困擾或者找不到答案的時候，不要拚命也不要慌，只要冷靜下來，意外地解答就會自然而然浮現。

我在遇到瓶頸的時候，也使用過這樣的方法。這項特效藥發揮效用的「等待時間」不太一致，有時候只要一、兩天，有時候要等到一週，甚至需要更長的時間。可是，過了那段時間以後，一找到解答，就會不禁說出：「找到了！」、「就是這樣！」不可思議地有種受到上天眷顧的感受。

我曾經把這樣的方法，告訴一位自己單獨照顧患有失智症公公的女性。當時她在照護上遇到一些困難，看起來似乎陷入了瓶頸。一個月之後，她打電話通知我：「我公公住進照護機構了。」據說是一間剛落成的老人之家，因為入住的人很少，所以價格很便宜。她對我說出一些心裡話後，用很篤定的語氣告訴我：「答案真的自己出現了耶。」

有一句日文的諺語是「耐心等就會風平浪靜（待てば海路の日和あり）」，對我來說，「時間」這項特效藥正是最有效果且最熟悉的驗證。雖然沒有可以治療照護疲勞的特效藥，但只要想著「交給時間處理」並靜靜地等候，或許在獲得解答之前就可以平靜下來，得到放鬆也說不定。而且這樣的想法不僅適用在猶豫要不要使用照護機構的時候，當感到痛苦時也請務必試試看。

大家一起面對失智症家庭

每次提到照護，大家往往就會陷入「要在家照顧還是送進照護機構」這兩種選項的思考中。在這樣的思考背後，散發出幾分事不關己的感覺，因為不論是家人顧還是交給專業人員顧，反正不是自己家裡的事。但是，這樣真的好嗎？

失智症，已經不是一件事不關己，可以「隔岸觀火」的事了。接下來我們必須面臨高齡社會的時代，失智症可能發生在任何家庭，因此必須靠大家共同協助，一起與疾病患者相處才行。

有一位正治先生（85歲），以前擔任町內會長（相當於台灣的鄰里長），本業是經營腳踏車店。他的妻子已經過世，兒子則住在很遠的地方。我用**「想帶老年人去賞花，希望可以請會長您幫忙」**這個藉口，拜託他來到我所任職的日間照護中心。

然而，正治先生就算來到照護中心也靜不下來，積極地想做些事情。當他說：「我不能在這裡混水摸魚，客人要來了。」我就會運用減法運算的技巧，對他說：**「那麼，我們派車送您回去。」**並送茶給他，暫時引開他的注意。可是過沒多久，他又會嚷嚷著「要回家。」如果想要強留住他，最後他就會暴怒。

為了能讓他願意待在日間照護中心，我盡可能地找出各種能夠讓正治先生信服的方法，可是，不管怎麼樣都無法使他接受。

「不能離開家裡」是正治先生的基本準則。因此，只好放棄日間照護中心的服務，改成申請居家幫手。並請居家幫手假裝成腳踏車店的客人，前去確認正治先生的安全；而居家幫手不在的時候，就麻煩鄰居或志工去看望他。

我也曾經去拜訪過他，見面時會對他說：「**好久不見。**」如果他回應：「**你是哪位啊？**」就回答：「**我的父母之前曾受到您的照顧，他們希望我若是有機會遇到會長的話，能順道來看看您過得好不好。**」如此一來，他就會開心地和我聊上20分鐘。像這樣，每次拜訪的時候都裝成町內會的朋友去看他，也是利用遺忘特性的減法運算，每次正治先生都會說聲「喔！」並展開笑容。

儘管不能使用日間照護中心的服務，但由於居家幫手與街坊鄰居的協助，不但可以減輕各自的負擔，還能夠確認正治先生的安全，家人也安心。這便是個地方互助成功的案例。

自己最終也會通過的道路

失智症雖然不是個容易對付的疾病，不過只要大家同心努力就沒有什麼好怕的。最後，再以一個與罹患失智症的丈夫同住的妻子案例做為結尾。

這對夫妻在婚前是同一個職場的同事，兩人以前待過的公司，寄來一張同期聚會的邀請函，妻子為了是否要出席而猶豫不決。儘管丈夫的失智症還不算嚴重，不過每當一到不熟悉的地方就會走錯場所，或者去廁所後忘了怎麼回來，或是弄錯入口和大門等等。如果出席的話，丈夫罹患失智症的事說不定就會被周圍的人察覺，妻子似乎對此感到相當抗拒。

當妻子問丈夫要不要出席時，他回答：「去啊！幫我寫在日曆上。」妻子雖然照著他的話，在日曆上註記「同期聚會」，也在邀請卡內附的回函上圈選「出席」後寄出，但仍然無法下定決心，於是就來找我諮詢。

她說，每當看到日曆，就會擔心起同期聚會的事，不禁開始思考是要自己一個人出席，還是要兩人一起出席。丈夫已經忘記同期聚會的事了，當初是用鉛筆記在日曆上的，趁現在用橡皮擦擦掉的話，他也不會知道；或者對約好要一起出席的朋友說「丈夫感冒了」……。

我聽完她的話後，對找不出解答的妻子這麼說：「就算可以用橡皮擦擦掉文字，內心的傷痕是不會消失的。」如果隨意取消丈夫的出席，這位妻子將來一定會後悔吧！

過了一陣子，有一天這位妻子帶著伴手禮來找我，看起來很開心。她對我說：「兩個人有一起出席聚會真是太好了。」儘管丈夫在下榻飯店的大浴場裡，穿到別人的衣服、走錯廁所和房間，出現各式各樣的狀況，不過由於有其他出席者的幫忙，完全沒有衍生出大麻煩，反而是快樂地度過。

「大家似乎都能體諒，這就是自己未來也會走上的路……。我現在對於當初想用橡皮擦擦掉一切的自己感到羞愧，得向丈夫懺悔才行。」妻子這麼說時，臉上那溫和的笑容，令我印象深刻。

針對從事照護相關的工作者與負責照護的家人，我在本書裡說明了許多照護上的技巧。就像出席公司同期聚會的夫妻案例一樣，如果身邊有罹患失智症的年長者，不只是照護者和家屬，附近的鄰居、朋友、認識的人、親戚、親屬等，希望所有周圍的人都能夠助他們一臂之力。

失智症不是事不關己的事，就像前面那位妻子所說，是「總有一天自己也會走過的一條路」，不要覺得「可怕」、「丟臉」什麼的，不能只把失智症的照護侷限在家裡或者機構中。接下來的時代，大家必須一起思考和失智症患者共生的方法。

不僅僅是和周圍的人分擔照護的負荷，應該也可以創造出一個讓失智症患者本人以及大家都能快樂生活的社會。期盼我所提倡的「減法運算」照護術，能夠為各位獻上一份心力，那將是我的莫大榮幸。

補充

關於失智症的醫學基礎知識

監修・須貝佑一醫師（浴風會醫院）

本書第一章節的內容，為了讓大家容易理解，而多以意象的形容與案例來表達。然而，想要正確地掌握病症，還是必須理解病名等基礎醫學用語及其代表意義。此處的補充內容，是經由專業醫師協助完成，對於失智症提出更詳細的說明。

失智症的概要

失智症是腦部的疾病。在過去，大家曾經普遍相信失智症「會遺傳」、「因個性所致」等毫無根據的說法。不過，由於醫學的進步，使我們能得知真正的病因和症狀。

最近，把罹患失智症之前的階段，即所謂「說不上是生病，倒也稱不上是健全的狀態」，稱為「輕度認知障礙（MCI）」。處於MCI狀態的人，可以根據其接下來的生活，預測究竟是否會演變成失智症。

失智症若依源頭的疾病來分類，其種類相當多樣，真要細分的話，據說有將近一百種原因，以常發生在年長者身上的病因，可列舉出：阿茲海默症（約五成）、血管性失智症（約兩成）、路易氏體失智症（約一成）等等。剩下的兩成，則是由其他原因所造成，不過以上三種失智症，在近年被稱之為「三大失智症」。

一旦罹患失智症，腦神經細胞就會脫落，甚至大腦內的傳導物質會產生混亂和斷絕，患者藉由觀看、聆聽、觸摸、嗅聞所得到的外界資訊，無法正確地傳達到腦部。結果，將引起記憶上的障礙，變得無法順利思考與行動，造成日常生活受影響。然而，失智症仍會持續進展下去，其加重的方式會因疾病的性質和患者的情況而異，有些人是慢慢地失去機能，也有人則是症狀瞬間急轉直下。

治療上通常會使用讓神經傳導變好的藥物（例如：愛憶欣、利憶靈、憶思能、憶必佳等），以及能幫助患者穩定情緒的精神安定劑或中藥（抑肝散等）。但是，這些藥物充其量只是對症治療，遺憾的是，目前尚未確立根治失智症的治療方法。

此外，蜘蛛網膜下腔出血、硬腦膜下腔出血、正常壓力腦積水等，將可能出現與失智症相似的症狀，可以藉由外科手術暫時性去除，但與本書所探討的失智症種類完全相異。

失智症的分類

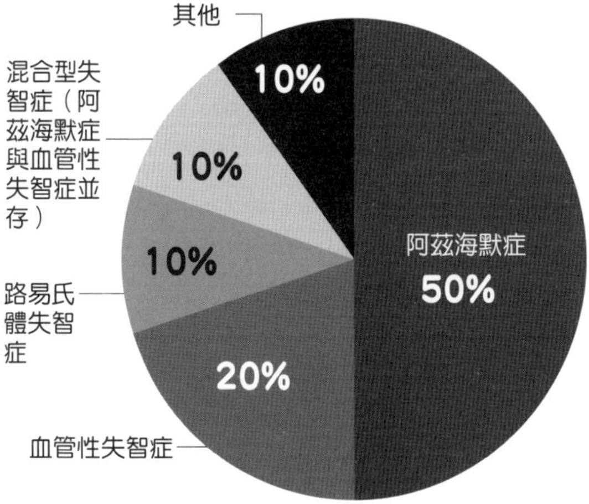
其他
10%
混合型失智症（阿茲海默症與血管性失智症並存）
10%
路易氏體失智症
10%
血管性失智症
20%
阿茲海默症
50%

失智症的症狀

經過各種實際檢查後，就可以得知是否罹患失智症。不過基本上只要滿足以下三項主要條件，就會確診為失智症。

①記憶方面的障礙（健忘）

②出現失語症、失認症、書寫障礙（又稱失寫症）、失用症（又稱動作缺陷症）、注意力缺陷過動症、社會認知功能障礙（原本了解的事變得無法理解／以前會做的事變得不會做／無法了解他人與周圍人的想法）

③上述①加上②中的其中一個症狀，並且已造成日常生活上的困擾。

①和②在醫學上稱之為「核心症狀」，其病症會因腦部產生障礙的部位而有所不同。

另一方面，與核心症狀相對的症狀，稱之為「周邊症狀」。這是會受到失智症患者所處的環境與周圍人的應對等影響而出現的症狀，以往稱為「問題舉動」，近年則使用「BPSD」來代替。BPSD是「Behavioral and Psychological Symptoms of Dementia（指的是失智症的行為與心理症狀）」的簡稱。

以下將舉出主要的BPSD症狀。

- 不安、憂鬱、幻覺、妄想等心理症狀。
- 興奮、暴力、收集癖、暴食、四處徘徊、毫無反應等異常的舉動。

儘管不是所有人都會產生這些症狀，不過隨著失智症的進展，以及因環境的變化與周遭人不適切的對應，容易加重症狀。以下將針對失智症的核心症狀，進一步做說明。

記憶障礙　失智症所引起的記憶障礙，和我們日常生活中經驗的遺忘是不同的，其特徵是整個記憶都會消失。兩者之間的差異，請見左頁表格。

「忘法」的差異

健康的年長者	患有失智症的年長者
忘記自己所經歷的部分體驗	連自己有經歷過某件事都忘了
沒有特別進展	程度是漸進式的
本人有察覺到自己變得較健忘的事實	忘記自己「忘記了」
仍保持一定的判斷能力	漸漸失去判斷力
不至於影響到日常生活	對日常生活造成不良的影響

失語　指的是記得的單字量開始減少，演變成說不出話的狀態。隨著失智症的進展，患者會搞不清楚自己到底想說什麼，也會漸漸無法理解其他人所說的話。這會成為患者情緒不穩的原因。

失認　明明視力沒什麼問題，卻無法掌握物品、人的臉等。當失智症嚴重到一定程度時，就連把物品又看又摸，仍然無法適切地理解那是什麼東西，結果就會做出像是把瓶裝飲料跟化妝水搞錯等，周圍的人完全無法理解的行動。

喪失方向感　會慢慢地喪失認識場所的能力，例如：即使在家也不知道廁所在哪、在習慣走的路上迷路等等。

書寫障礙　這是指在手跟眼睛沒有異常的狀況下，卻無法書寫的狀態。這個症狀的特徵是，從較前期的階段開始，先忘記一些字怎麼寫、寫不出字，但是閱讀能力仍然得以維持。

失用症　這是指手腳沒有異常，卻無法做出正確的動作。舉個簡單的例子來說，患者會搞不清楚衣服的正反面、穿的順序、穿法，所以他們可能會把褲子戴在頭上，陷入無法正常穿脫的狀態。這個症狀大約會出現在失智症中期以後。

注意力缺陷過動症　這是指計畫能力變差，不能按部就班地進行事情。患者變得無法按照順序說話，以及邊看食譜邊做料理、邊看地圖邊規畫旅行等，失去建立順序的狀態。

社會認知功能障礙　無法理解社會規範與規則，不懂周圍人的感受，在社交情境上出現困難。

代表性失智症的分類解說

接下來，將針對「三大失智症」以及其他大眾認知度逐漸變高的額顳葉型失智症、早老型失智症等，個別進行解說。

阿茲海默型失智症

這種失智症是因大腦內一種叫做「β類澱粉蛋白」的異常蛋白質沉澱所引起。這種蛋白質的毒性，會使濤蛋白（tau proteins）產生變性，造成正常的神經細胞脫落與萎縮。隨著疾病的進展，大腦整體會逐漸縮小，導致患者出現各式各樣的症狀（核心症狀、周邊症狀）。關於其演進的方式，可以參考左頁的示意圖。此外，這是個男性高齡患者略多於女性的疾病。

阿茲海默型失智症的進展示意圖

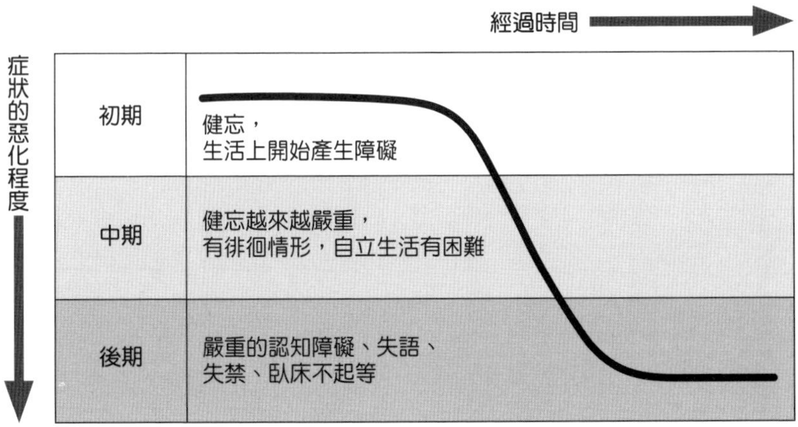
經過時間
症狀的惡化程度
初期
健忘，
生活上開始產生障礙
中期
健忘越來越嚴重，
有徘徊情形，自立生活有困難
後期
嚴重的認知障礙、失語、
失禁、臥床不起等

【階段與症狀】

初期 通常會從感到無力、憂鬱狀況開始，逐漸出現健忘，不過還不至於造成生活上的不便。因此，在初期大多較難判定是否為失智症。這個時期會和MCI（輕度認知障礙）有所重疊。

中期 開始搞不清楚時間和場所，甚至會做出在玄關上廁所等行為。大多會產生「錢包被偷了」、「還沒吃過飯」、「被趕出家裡」等等被害妄想。有些患者會出現幻覺，幻想出一個不存在的人（妄想對象）。這個時期也會開始四處徘徊，周圍的人能察覺到患者的異樣。

後期 理解力與判斷力大幅降低，由於連餐具的使用方法、進食的動作都忘得一乾二淨，因此有些患者會失去自力進食的能力。這個時期患者會變得吞嚥困難，容易引起「吸入性肺炎」。情緒

血管性失智症的進展示意圖

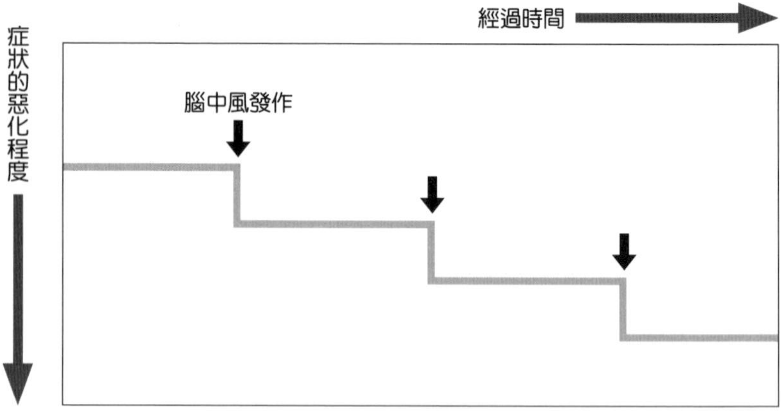

的起伏也會逐漸貧乏，身體呈現僵直狀態，最後就會臥床不起。

血管性失智症

這是伴隨中風而引起的失智症。腦中風包含腦內血管梗塞的「腦梗塞」，以及血管破裂導致出血的「腦出血」。因為疾病導致血液循環不佳，造成部分腦細胞受創，因而引起失智症。

腦中風的二度發病相當常見，每經歷一次，對於大腦的損傷就會累積，腦部的機能會大幅下降。其進展的方式如同上方的圖表，可以分階段示意。這個疾病好發於60至70歲男性，會因引起梗塞或出血部位與大小的不同，而出現不同的症狀。舉例來說，掌管大腦語言區的部分一旦出現障礙，就會引發嚴重的失語症。

【階段與症狀】

初期 腦神經細胞受損，注意力與理解力就會降低。對於生活上有些事可以理解，有些事則無法理解。由於兩者間的差異非常明顯，在過去大多數人將之稱為「老人痴呆」。對於所有事物的慾望非常地低，感情的起伏很平淡。夜晚的失眠或情緒不穩，可能會導致生活日夜顛倒。

中期 隨著腦血管問題的發生，大腦的機能會逐漸低下，造成患者對於更多事情變得無法理解，生活上的不便也越來越多。由於身體的麻痺與攣縮情形也會變得嚴重，使得患者無法感受到尿意和便意，因而出現失禁的情形。

後期 必須臥病在床，容易引起吸入性肺炎等，陷入跟阿茲海默型失智症後期一樣的狀態。在照護上，有使用成人紙尿褲、協助患者入浴、居家護理（由護理師到患者家中執行護理工作）、醫師出診等等必要性。

● 路易氏體失智症（DLB）

這是大腦中一種稱為「路易氏體」的異常蛋白囤積所引起的疾病。這個蛋白質會逐漸散布到大腦全體，導致腦部的各種活動出現障礙，形成所謂的「路易氏體失智症」。如果只累積在腦幹的話，就是「帕金森氏症」。

這種疾病有一項頗具辨識度的症狀，就是患者會產生「視幻覺（看見不存在的事物）」。而有關理解力、判斷力等「意識的變動」，會時好時壞。這兩個情形交互進行，是該疾病的特徵。

此外，路易氏體會囤積在掌管運動機能的腦幹，導致患者在步行等身體的活動上出現障礙，稱之為「帕金森症候群」，以下列出與帕金森氏症相似的症狀。

- 僵硬（肌肉僵硬）
- 無法行動（動作遲緩、難以步行）
- 顫抖（手足發顫）

【階段與症狀】

初期 不一定會出現帕金森症候群。也有病患會從憂鬱狀態開始發病。雖然患者還可以自覺到自己健忘的情形，但是會產生幻覺。像是明明沒有蟲卻堅持「房間裡有蟲」，說住在遠方的兒女「正在回家路上」，或者一個人喃喃自語等。

中期 因帕金森症候群的緣故，身體呈現僵直狀態。幻覺和妄想會越來越頻繁，說出偏離現實的話的情形也大幅增加。但是，有可能仍然保有記憶，因此照護者容易被耍得團團轉。

後期 身體僵硬，陷入臥床不起的狀態。吞嚥功能上也出現障礙，變得跟阿茲海默型失智症後期的症狀相同。有些患者由於受到頻繁出現的妄想所擾，會因恐懼而大叫。

●額顳葉型失智症

額葉與顳葉的萎縮情形較為嚴重的失智症，統稱為「額顳葉型失智症」。其中，患者最多的類型是，因一種稱為「皮克細胞」的異常構造物質累積而引起的「皮克氏病」（Pick's Disease，或稱皮克氏型失智症）。

額葉相當於大腦的司令台，負責掌管理性；而顳葉主要掌管語言等區域。如果這些部分產生障礙，就會出現「言行舉止以自我為中心」、「做出反社會的行動」、「對話時答非所問，無法順利溝通」等，其他類型的失智症所沒有的明顯性格轉變以及特殊的症狀。

這類型的失智症好發於40至60歲的初老期，

80歲以上才發病的案例可說是相當罕見。

【階段與症狀】

初期　在記憶力與身體方面幾乎不會出現異常。雖然在日常生活中也不會出現什麼障礙，但患者的言行舉止會脫離社會常識。結果，從周圍的人來看，會覺得患者的性格改變。

中期　對話常常失真，反覆提同一件事、只吃同樣的食物等行動（常同行為）會增加。個性大變，不會反省自身對於周圍的人所造成的困擾，反社會的言行舉止越來越多，最後對日常生活造成障礙。

後期　會開始有身體僵硬、臥床不起、發出怪聲等症狀，並且情況快速地惡化。即便如此，患者仍然會做出常同行為與反社會的行動，因此照護者必須緊盯著他們。有很多案例到後來無法在自家進行照護，最後只好住院。整個時程相當長，從發病到後期歷經20年的案例不在少數。

早老型失智症

65歲以前發病的失智症，不論其源頭疾患為何，通稱為「早老型失智症」。最常見的類型是血管性失智症，接著是阿茲海默型失智症。

這類失智症的特徵是「快速、激烈」。患者的認知機能會突然衰退，有時候只要兩三年的時間就判若兩人。由於年紀輕輕就發病，所以患者本人會感到更加痛苦，再加上仍然保有相當的體力，造成BPSD較為強烈（亦即行為與心理症狀嚴重）。對於照護者來說會較為吃力。

後記

一般人描述失智症的症狀時，多半會想到患者一下哭一下生氣、大吵大鬧，或者完全不發一語等比較偏激的狀況。但是，來到我所任職的日間照護中心的患者，和大家的刻板印象可說是完全相反。

有一個令我印象深刻的回憶，曾經有一組中學生前來照護中心參訪。這組人有男有女，一共6個學生。雖然他們並沒有大聲喧嘩，不過還是小聲地嘻笑，一邊竊竊私語一邊玩鬧，無法安靜下來。當我問他們：「為什麼選擇這裡呢？」他們回答：「因為抽到下下籤了。」也就是說，沒得選的意思。

不過，到了傍晚、結束一天的活動後，所有人的表情都變了，已經不再竊竊私語和玩鬧。大家都帶著認真的表情，異口同聲地說，「對於失智症患者的看法改變了」、「這次的參訪非常有意義」等，之後便安靜地離去。他們的背影顯得很沉穩，看起來比早上成長了不少。回家之前，每個人都說：「抽到下下籤真是太好了。」他們的這番話，我到現在都忘不了。為什麼會有這麼大的轉變呢？

在這裡的年長者很愛聊天、很愛笑、食欲也很好。就連在家裡不太進食的人，來到這裡也是直到吃光之前，筷子都不會停下來，完全判若兩人。可能是因為大家在一起，讓東西變得比較好吃的緣故吧。當然，年長者們都是失智症患者，就算他們在外頭見到面，也不會認出對方是誰吧。然而，在這個安全地帶內，大家的感情都很融洽。所以前來參觀的人常常會嚇一跳，懷疑「他們真的是失智症患者嗎？」

在這個空間裡流動著穩定且活潑的氣氛，歸功於所有照護人員的努力。「減法運算」能夠派上用場，也是一件令人開心的事。

即便如此，看到年長者們真心的笑容，我仍會不禁擔心「這些人在外頭也能保持這麼穩定嗎？」畢竟他們是只要一踏出門外，就會遭他人以「他痴呆啦，不要理他比較好」為由而無視其存在，或者因為忘記自家的住址和電話號碼而被取笑，甚至可能遭到虐待的一群人。

對於總是陪伴失智症患者的我來說，這些年長者要是受到那樣的對待，光是想像就感到心痛。也不禁想要替他們祈福，希望他們能夠擁有一個可以維持安穩生活的歸屬。

談到照護，特別是有關失智症的照護，儘管國家倡導全民應共同面對，但這並非是一件簡單的事。正因如此，我希望能盡微薄之力，把這個「減法運算」的概念推廣出去。而我長年的願望終於整理成冊，著實感到非常地欣慰。

出版之際，感謝替我進行部分內容監修的須貝佑一醫師和芦刈世子醫師，以及七七舍的北川郁子小姐與講談社的中滿和大先生。此外，我也要向執筆中感到迷惘時，替我打氣的齊藤真理小姐、支持我一邊工作一邊寫書的「百合之木」管理者——岡崎瞳小姐、真砂繪里子小姐、真木圭子小姐、長期給予支持的日本高齡照護服務公司的森薰總裁、關俊和總經理，在此致上最深的謝意。

右馬埜節子

主要參考文獻

須貝佑一《早晚15分鐘，製造到死前都不會痴呆的腦》（暫譯）昴舍出版

杉山孝博《了解失智症患者難懂行為的書》（暫譯）講談社出版

〈效法世界最先進的瑞典，學習失智症『不後悔的照護』〉（暫譯）《週刊文春》2013年9月號

台灣廣廈國際出版集團
Taiwan Mansion International Group

國家圖書館出版品預行編目（CIP）資料

面對失智者的零距離溝通術（暢銷修訂版）：第一本專為照護失智症所寫的減法話術！ / 右馬埜節子著；趙誼譯. -- 三版. -- 新北市：蘋果屋出版社有限公司, 2025.05
176面；14.8×21公分
ISBN 978-626-7424-57-5(平裝)
1.CST: 失智症 2.CST: 健康照護

415.934 114004736

蘋果屋
APPLE HOUSE

面對失智者的零距離溝通術（暢銷修訂版）

第一本專為照護失智症所寫的減法話術！

作　　者／右馬埜節子
譯　　者／趙誼
編輯中心總編輯／蔡沐晨・**編輯**／許秀妃
封面設計／曾詩涵・**內頁排版**／菩薩蠻數位文化有限公司
製版・印刷・裝訂／東豪・弼聖・紘億・秉成

行企研發中心總監／陳冠蒨
媒體公關組／陳柔彣
綜合業務組／何欣穎
線上學習中心總監／陳冠蒨
企製開發組／張哲剛

發 行 人／江媛珍
法 律 顧 問／第一國際法律事務所 余淑杏律師・北辰著作權事務所 蕭雄淋律師
出　　版／蘋果屋
發　　行／蘋果屋出版社有限公司
地址：新北市235中和區中山路二段359巷7號2樓
電話：（886）2-2225-5777・傳真：（886）2-2225-8052

代理印務・全球總經銷／知遠文化事業有限公司
地址：新北市222深坑區北深路三段155巷25號5樓
電話：（886）2-2664-8800・傳真：（886）2-2664-8801
郵 政 劃 撥／劃撥帳號：18836722
劃撥戶名：知遠文化事業有限公司（※單次購書金額未達1000元，請另付70元郵資。）

■出版日期：2025年05月
ISBN：978-626-7424-57-5